QUELLO CHE ALLE MAMME NON DICONO

FALSI MITI, CURIOSITÀ E SCIENZA DELLA GRAVIDANZA

CHIARA PALMERINI

codice
EDIZIONI

Chiara Palmerini
Quello che alle mamme non dicono
Falsi miti, curiosità e scienza della gravidanza

Redazione e impaginazione: Daiana Galigani
Coordinamento produttivo: Enrico Casadei
Grafica di copertina: Asintoto
Immagine di copertina: © Jonatan Fernstrom/Corbis

ISBN 978-88-7578-516-1

codiceedizioni.it
facebook.com/in.codice
twitter.com/codice_codice
pinterest.com/codice_codice

A Marta e Anna

Indice

Introduzione

Un alieno sbarcato sulla Terra che provasse a cercare su internet la parola *gravidanza* (o magari l'inglese *pregnancy*) potrebbe avere la sensazione che sul nostro pianeta non si parli d'altro: ogni volta che ho provato a farlo, sono rimasta stupita. A parte i blog, i forum e i siti dedicati, sono decine gli articoli che ogni settimana affrontano l'argomento "pancione" sui giornali, dall'"Huffington Post" al "Times of India", dal "GhanaWeb" all'"Irish Independent". Articoli *di servizio*, come si dice in gergo giornalistico, con i consigli degli esperti e le raccomandazioni, cronache sulle ultime notizie diffuse dalle riviste scientifiche («lo stress della mamma può influenzare lo sviluppo del feto»), gossip sulla *celebrity* di turno incinta, con interrogativi come «la Duchessa di Cambridge vomita 30 volte al giorno?». Il filone è, letteralmente, inesauribile, e lo stesso vale per la curiosità sull'argomento.

Come credo molte altre donne, quando ero in attesa, e anche prima, mi sono fatta un sacco di domande: interrogativi grandi e piccoli, dubbi marginali o "essenziali". Davvero, passati i 35 anni, diventa così difficile avere un figlio? Farà male accompagnare la pizza con una birra o brindare con un goccio di spumante? Uno spavento o un forte stress possono avere conseguenze sul bambino? Gli può dare fastidio il rimbombo dei fuochi d'artificio? Al momento del parto, ce la farò a mantenere il sangue freddo o perderò la testa per il dolore?

Quando ho avuto il tempo e la voglia di indagare, chiedendo al medico o all'ostetrica (o – inutile negarlo – cercando su Google), quasi mai la risposta che ho trovato mi ha soddisfatto del tutto. Un mare di informazioni, ma poco profondo.

A volte, invece, un'indagine veloce per risolvere un dubbio su cui avevo sentito pareri contrastanti è bastata a farmi intravedere uno scenario assai più complesso di quello che le risposte "ufficiali" suggerivano. E, spesso, una nota a margine mi ha lasciato con la netta sensazione che sotto la prima crosta di informazioni ci fossero storie interessanti da esplorare.

Ho messo in un angolo della testa questi "appunti" mentali, e per un po' li ho lasciati lì. A distanza di tempo mi è rimasta la voglia di saperne di più: innanzitutto di capire quale sia il fondamento di tante delle prescrizioni che circondano la gravidanza, il cui contenuto a volte consiste nell'esatto contrario di ciò che si sente ripetere da mamme e nonne. Di scoprire come sono nate e sono arrivate fino a noi le pratiche e le "mode", che si tratti di parto o di allattamento. Di rintracciare le ricerche su cui si basano affermazioni ormai ripetute come dati di fatto, per esempio che il feto riconosce la voce della mamma, o che un bambino ama i sapori"già assaggiati" nella pancia (e capire come gli scienziati abbiano potuto condurre gli studi con questi "volontari" speciali).

Lo faccio tutti i giorni per lavoro: intervistare gli esperti, spulciare tra le riviste mediche e scientifiche, leggere quello che dicono e scrivono i colleghi, su internet e sui giornali. Perché non applicare lo stesso metodo alla gravidanza? È così che è nata l'idea per questo libro; non un manuale, semmai più una prospettiva insolita da cui guardare i tanti interrogativi che sorgono durante i mesi dell'attesa, un'indagine per cercare di risalire all'origine dei tanti "si dice", "si fa", "si raccomanda", una raccolta di storie dimenticate o poco conosciute.

La ricerca scientifica legata in qualche modo agli argomenti che ruotano intorno alla gravidanza è la più varia. Per documentarmi ho letto studi clinici sui vari aspetti delle pratiche ostetriche e ginecologiche, ma anche indagini epidemiologiche, ricerche di psicologia dello sviluppo, neonatologia e perfino anatomia ed evoluzione, studi già diventati pratica clinica e ricerche in fieri, non ancora uscite dai laboratori.

A volte un articolo in cui mi sono imbattuta per caso ha messo in luce un aspetto interessante e poco conosciuto, come le ricerche sul significato della nausea in gravidanza o quelle sul microrganismo all'origine della toxoplasmosi.

Dietro a titoli sui giornali come *La dieta della madre durante la gravidanza altera il DNA del bambino* o *Le donne incinte sopravvissute all'11 settembre hanno trasmesso il trauma ai figli* ho trovato un nuovo ed esplosivo filone di ricerche che studia come la vita del feto nell'utero possa influenzare la salute futura del bambino – da cui è possibile immaginare che nei prossimi anni scaturiranno una miriade di nuove raccomandazioni su ciò che fa "bene" o "male" in gravidanza. Ho letto di come gli scienziati abbiano preso in considerazione terremoti, uragani e attacchi terroristici per studiare quel che tante volte capita di chiedersi: al bambino nella pancia arriverà qualcosa delle nostre preoccupazioni, arrabbiature e ansie quotidiane?

A volte le ricerche sui libri o su internet a proposito dei più disparati argomenti mi hanno portato lontano dal punto di partenza (e spesso sono state le tracce che più mi è piaciuto seguire), facendomi immergere nella storia e immaginare cosa debba essere stato il parto nei decenni e secoli passati. Il taglio cesareo, l'intervento chirurgico più praticato al mondo, ha mandato in pensione il forcipe, che ancora sentiamo nominare nei racconti delle nostre mamme, di solito per qualche tragedia che ha provocato; la sua storia sembra uscita da una fiction, e quella di altri strumenti che l'hanno preceduto da un racconto dell'orrore. La pagella con i voti che il neonato riceve nei primi momenti di vita, il cosiddetto *indice di Apgar*, deve il suo nome a un'energica dottoressa che ha rivoluzionato la neonatologia.

Guadagnando, con uno sguardo al passato, contesto, profondità e prospettiva, è stato subito evidente come quel che sembra nuovo spesso sia già stato sperimentato; e come, nel mettere al mondo un figlio, i problemi, le domande, i dilemmi si ripropongano simili nelle varie epoche storiche.

In questo viaggio a ritroso i milioni di donne che ci hanno preceduto – madri, nonne, bis e trisavole, fino alle antenate più lontane – sono quasi diventate delle presenze: fino a non molti decenni fa partorire significava davvero rischiare la vita, e ancora oggi, secondo i dati dell'Organizzazione Mondiale della Sanità, se in Europa il rischio che una donna muoia durante la gravidanza o il parto è 1 su 3.300, in Africa è 1 su 40 (!).

Gravidanza e parto sembrano, allo stesso tempo, uguali in ogni epoca storica e diversi per ogni donna, perché influenzati da mille fattori, dal posto in cui si vive e dalle persone che si hanno intorno. Se negli Stati Uniti le donne incinte cercano su Google soprattutto se possono mangiare gamberetti, bere vino e caffè o prendere il paracetamolo, in Nigeria si chiedono se sia consentito bere acqua fredda, e in Messico se faccia male camminare con i tacchi...

A guidare il libro c'è la consapevolezza che tutto, o quasi, quel che può capitare oggi nel mettere al mondo un figlio (dalla scelta di cosa mangiare a quella di dove partorire, o se sottoporsi all'anestesia per alleviare il dolore) si inserisce in una storia unica, vecchia di millenni e capace di stupirci, incuriosirci, spaventarci o scioccarci, a seconda dei casi. Una storia ancora in divenire, proprio perché non si è ancora fermata la ricerca sul modo "migliore" – più sicuro e gratificante – di trascorrere i nove mesi della gravidanza e far venire al mondo i bambini.

Quello che alle mamme non dicono

Capitolo 1

Appena prima e appena dopo

Vado in bagno sapendo che entro tre minuti la mia vita potrebbe non essere mai più la stessa.
Tracey Emin

Il tic-tac dell'orologio biologico e le statistiche

«Se vuoi un figlio non aspettare troppo. Per le donne l'età può rappresentare un problema serio» dice l'opuscolo di una campagna di comunicazione realizzata qualche anno fa dal Ministero della Salute. Non mi era capitato di vederlo quando avevo iniziato a pensare che, forse, fosse giunto il momento di allargare la famiglia, ma il messaggio mi era già chiaro. Dopo anni in cui sembrava che non ci fosse niente di strano o di difficile nel diventare mamme dopo aver pensato a tutto il resto – studiare, trovare un lavoro e la persona giusta, pensando "non è mai troppo tardi" – sembrava all'improvviso che il vento fosse cambiato: giornali e riviste erano pieni di articoli sulle complicazioni incontrate dalle donne che si decidono avendo ovuli prossimi alla scadenza. Dopo i 35 anni la fertilità cala in modo drastico, e tragico. L'orologio biologico ticchetta precipitoso e – così recita il mantra intonato dagli esperti, ripetuto in raccomandazioni e linee guida, a loro volta riportate in termini categorici su giornali e riviste femminili – chi non si sbriga ad avere figli «presto» rischia poi di non averne «mai».

Quando Gianna Nannini è diventata mamma a 54 anni (come sostengono le biografie ufficiali, 56 secondo l'anagrafe), età in cui è obiettivamente assai più frequente diventare nonne, molti e molte hanno gridato allo scandalo. Altre si sono segretamente rincuorate: restare incinta e partorire a 50 e passa sarà anche cosa da rockstar milionaria, ma 10 o 15 anni prima, quando per il senso comune le donne sono assai vicine al punto di non ritorno come possibili madri, le chances non dovrebbero essere così sfavorevoli.

C'era poi l'esperienza di chi mi stava intorno. Se varie amiche "diversamente giovani" mi hanno descritto l'ansia dei mesi passati ad aspettare di veder comparire sul test di gravidanza la linea che indica *positivo*, altre della stessa età e generazione raccontano di essersi subito trovate a comprare abiti prémaman, con la programmazione del resto della vita messa in crisi da un successo arrivato fin troppo in fretta.

Me lo chiedevo da un po' di tempo. In fondo mia nonna, che non ho mai conosciuto, ha fatto due dei suoi otto figli dopo i 40. La mia prima figlia è nata il giorno dopo il mio trentasettesimo compleanno, la seconda due settimane dopo il mio quarantunesimo. E poche tra amiche e conoscenti hanno avuto figli secondo il calendario ottimale dal punto di vista dell'orologio biologico. Ma davvero pianificare di fare un bambino dopo i 35, magari dopo i 38 o perfino a 40 equivale ad azzeccare un terno al lotto? E quali sono i dati che lo dimostrano?

Probabilmente la lezione di biologia dietro questa storia è molto nota, ma vale la pena di fare un riassunto: nelle ovaie di una bambina, quando nasce, ci sono uno o due milioni di ovociti (sei o sette alla ventesima settimana di gestazione, quindi a rigor di logica il calo della fertilità comincia ancora prima della nascita); diventeranno 300-500.000 durante la pubertà, 25.000 a 37 anni e un migliaio scarso alle soglie della menopausa. La storia di tutti questi ovociti persi suona sempre un po' tragica anche se, volendo vedere il lato positivo, per fare un bambino ne basta uno solo.

Di solito viene ricordato che dopo il "boom" della fertilità massima, tra i 18 e i 25 anni, le cose proseguono senza grossi scossoni, mentre magari una donna pensa a laurearsi, trovare un lavoro ed eventualmente un compagno con cui poter mettere a frutto la sua poca o tanta fertilità; questo finché non si incappa in altre due età critiche: a 32 anni ci sarebbe un primo saltino in basso della suddetta fertilità, cosa di poco conto ma comunque un monito sul tempo a disposizione, non illimitato. A 37 si scende di un altro scalino, più alto del primo. Poi gli scalini diventano gradoni come quelli delle piramidi Maya. E ancora dopo, forse, non c'è più neanche il gradone, ma un salto nel vuoto.

Rimuginavo su tali questioni da un po' di tempo quando mi sono imbattuta in un articolo su una rivista americana, "The Atlantic", che pareva fatto apposta per rispondere ai miei dubbi: *Quanto si può aspettare per avere un bambino?* era il titolo. Esattamente la domanda che mi ponevo io.

L'articolo, ho poi scoperto, era di Jean Twenge, una professoressa di psicologia a cui, da ricercatrice e madre attempata, era venuta la voglia di andare a scovare le fonti dei dati. Negli Stati Uniti, ancor più che da noi, è forte il martellamento sull'età. Un servizio giornalistico sul "Time" aveva lanciato nel 2002 quello che è stato poi battezzato il *baby panic*, il terrore di restare senza figli. Ne era stata vittima anche la Twenge che, separatasi dal marito proprio sul finire dell'età ottimale, aveva visto sfumare la possibilità di trovare un nuovo compagno prima di oltrepassare l'età critica. Poi la vita aveva preso una piega inaspettata: nuovo matrimonio e tre figli arrivati in sequenza, tutti dopo i 35 anni. Le era rimasta, come a me, la curiosità di capire se avesse davvero scherzato col fuoco, se fosse stata solo fortunata, o se la storia sia un po' diversa da come viene di solito raccontata.

Scartabellando la letteratura alla ricerca di numeri e statistiche sulla fertilità ha avuto le prime sorprese. La principale era stata scoprire la fonte principale dei dati usati per la raccomandazione di non rimandare una gravidanza a dopo i fatidici 35 anni: statistiche sulla popolazione francese delle campagne tra... il 1670 e il 1830! Da prima della Rivoluzione francese a dopo Napoleone. Possibile? Non volevo crederci, mi pareva anche questa un'esagerazione, un tentativo di far notizia alla rovescia tirando fuori un dato assurdo che magari, preso fuori dal contesto, diventava del tutto fuorviante. Così mi sono messa anch'io a cercare nei database gli studi sulla fertilità femminile e su come essa cali in rapporto con l'età, e ho chiesto il parere degli esperti. Non dei ginecologi, stavolta, ma di chi studia tali numeri: statistici ed esperti di demografia. E la storia che viene fuori è davvero interessante.

La prima cosa che colpisce, ma forse a pensarci bene non troppo, è che gli studi ben fatti (e quindi attendibili) in materia sono davvero pochi. La fertilità è un fenomeno difficile da studiare, prima di tutto perché non è facile avere informazioni veritiere su quello che succede in camera da letto. Si tratta di dati *sporchi*, come dicono gli statistici: è difficile che la gente tenga il conto di quando ha avuto rapporti, di quanto tempo ha impiegato la gravidanza ad arrivare, che lo ricordi o che abbia voglia di riferirlo. Ci sono poi tante variabili che non sempre è semplice controllare (come la collocazione dei rapporti rispetto al ciclo mestruale della donna), che a loro volta vanno messe in relazione con altri fattori (per quello che qui più interessa, l'età della donna, dell'uomo e la loro combinazione).

Per tutti questi motivi, in passato, i demografi si limitavano a basarsi su dati storici. Il presupposto di partenza era che la biologia non fosse cambiata nel corso di alcuni secoli, e che quel che valeva nel Settecento potesse essere considerato valido anche oggi. Il ragionamento è il seguente: si dà per scontato che una coppia appena sposata abbia rapporti sessuali frequenti. In mancanza di affidabili metodi di contraccezione, inesistenti nei secoli scorsi, se la coppia è fertile i figli arrivano. Si parla di *fecondabilità*: la probabilità di concepimento per una coppia sposata. Su queste basi si calcolava come la fertilità cambiasse con l'età, guardando le probabilità di avere figli per coppie sposate a età diverse. Una società contadina di alcuni secoli fa è la popolazione ideale per avere un'idea di questo "tasso base" di fertilità. E l'esempio non è casuale: la statistica più citata in materia, quella secondo cui una donna su tre tra i 35 e i 39 anni non sarà incinta dopo un anno di tentativi, si basa su uno studio del 2004 che utilizza dati delle nascite avvenute nelle campagne francesi tra il 1670 e il 1830, proprio il dato che ha fatto saltare sulla sedia la Twenge, e anche me.

La biologia non cambia, certo, ma fa un certo effetto conoscere la fonte dei numeri. Sono dati affidabili? Sì e no, e poi vedremo perché. Ma la storia non finisce qui.

Un altro modo indiretto per ottenere dati sulla fertilità è lo studio delle popolazioni contemporanee che non praticano alcun sistema di controllo delle nascite. Qui la miniera per i dati dei demografi sono stati gli Hutteriti.

In queste comunità protestanti, nate nel sedicesimo secolo intorno alla predicazione di Jakob Hutter, pastore originario dell'Alto Adige, le persone vivevano raggruppate in fattorie in cui si mirava all'autosufficienza. Dopo varie persecuzioni e peregrinazioni gli Hutteriti si spostarono negli Stati Uniti e in Canada, dove negli anni cinquanta del Novecento vivevano ancora secondo le tradizioni, in modo simile ai più noti Amish, mettendo in comune i beni e rifiutando per scelta religiosa qualunque metodo di contraccezione.

Ebbene, i dati raccolti sulle donne hutterite, che avevano in media undici figli a testa, segnalano un calo della fertilità a partire da poco dopo i 30. Ciò non sorprende, ma non risponde ancora alla domanda su quanto si possa aspettare, e quanto si rischi tergiversando troppo a lungo.

Basandosi sui dati storici, le statistiche dicono che il tasso di successo (una gravidanza entro un anno di tentativi) per le donne che cominciano a provare a 30 anni è del 75 per cento; del 66 per quelle che iniziano a 35, e del 44 per quelle che ci provano a partire dai 40. Entro 4 anni, il 91 per cento delle trentenni avrà un figlio tra le braccia, contro l'84 per cento delle trentacinquenni e il 64 per cento delle quarantenni. Uno dei problemi è che, con i dati storici, non si sa quanto il calo della fertilità sia naturale e quanto dovuto al diradarsi dei rapporti col passare degli anni. E, in ogni caso, le cifre a me non sembrano così drammatiche, considerando che si tratta di donne che vivevano senza avere idea di come funzionasse il proprio apparato riproduttivo, e di certo senza avere a disposizione stick per prevedere l'ovulazione.

Da non molti anni, in realtà, disponiamo di numeri assai più affidabili. Curiosamente, la storia delle statistiche sulla fertilità è quasi tutta italiana: gli studi più autorevoli al mondo sono stati organizzati dietro l'angolo di casa nostra.

Bernardo Colombo era uno statistico dell'università di Padova. Cattolico praticante, quasi a fine carriera ha avuto l'idea di organizzare una ricerca per vedere se i metodi naturali per il controllo delle nascite, raccomandati dalla Chiesa e basati sull'osservazione delle variazioni del muco cervicale durante le varie fasi del ciclo o sulla misurazione della temperatura corporea, funzionassero davvero, e quanto. A partire dai primi anni novanta sono state seguite nel tempo alcune centinaia di coppie che si erano rivolte a vari centri in Europa per imparare i metodi naturali di contraccezione: a Milano, Verona, Lugano, Düsseldorf, Parigi, Londra e Bruxelles, le città dei centri prescelti, le coppie tenevano un diario in cui registravano una serie di dati, tra cui la temperatura corporea basale della donna, i giorni dei rapporti sessuali e quelli delle mestruazioni. Nella maggior parte dei casi lo scopo delle coppie era usare i metodi naturali per evitare una gravidanza, ma nel corso del tempo è capitato che abbiano cambiato idea, e si siano invece messe a cercarla. Da questa mole di informazioni sulla vita intima delle coppie, non appena si è potuto disporre anche di modelli statistici più sofisticati, sono stati ricavati molti dati, rivelatisi di grande utilità per comprendere meglio la probabilità di concepimento in funzione della distanza dall'ovulazione (su di essi si basa la miriade di consigli e gadget per avere rapporti "mirati"), la relazione tra tale probabilità e fattori come il fumo, e infine la misura in cui incidono l'età di lei, di lui o di entrambi.

Il quadro che viene fuori da questi nuovi studi, che comunque nel complesso considerano non più di poche centinaia di coppie, è più preciso – e, a parer mio, anche assai più roseo. La fertilità tocca il punto più alto tra i 20 e i 25 anni, come già i dati storici suggerivano, poi declina gradualmente e leggermente fino ai 35, quando si verifica un calo un po' più deciso. Le possibilità di rimanere incinta per una donna in un dato giorno del ciclo diminuiscono con l'età: sono il doppio per le donne tra i 19 e i 26 anni rispetto a quelle tra i 35 e i 39. O, detta in altro modo, se un rapporto nel giorno più fertile del ciclo ha circa una probabilità su due di trasformarsi in gravidanza per le più giovani, la probabilità scende a meno di una su tre per quelle più adulte. Studiando oltre settecento coppie, e le loro chance di ottenere una gravidanza avendo rapporti sessuali almeno due volte a settimana, uno degli studi basati su questi dati ha stimato che l'82 per cento delle donne tra i 35 e i 39 anni concepirà nel giro di un anno, contro l'86 per cento di quelle tra i 27 e i 34 anni. Non sembra una differenza tale da allarmare quelle che hanno superato la fatidica soglia dei 35; tra l'altro, la maggioranza delle coppie più mature riuscirà comunque a farcela provando per un tempo più lungo dei canonici dodici mesi.

Dallo stesso studio emerge che fino verso i 33 anni il declino della fertilità è davvero lieve, e con ogni probabilità di scarsissimo significato per la singola donna. E, considerazione ancor più illuminante, anche se le chance di concepimento alla soglia dei 40 anni sono inferiori rispetto a quelle al giro di boa dei 30, le aspiranti madri più anziane possono recuperare lo svantaggio "mirando meglio": la loro probabilità di successo a due giorni dall'ovulazione è identica a quella delle ventenni a tre giorni di distanza.

Altro fatto incoraggiante è che, per esprimersi nei termini usati dalla ricerca, «la finestra fertile non si restringe»: ovvero, a 20 o 40 anni i giorni utili perché avvenga l'incontro fatale tra uovo e spermatozoo sono più o meno i medesimi sei a cavallo dell'ovulazione.

E c'è infine quello che gli autori definiscono «il dato più interessante dello studio», una notizia di per sé: anche la fertilità "maschile" cala in modo significativo sul finire dei trent'anni, pressappoco l'età in cui la sirena d'allarme suona assordante da almeno un quinquennio per le donne – e in cui gli uomini, a quanto risulta, non sospettano neppure lontanamente che un ritardo della gravidanza possa essere imputato anche alla loro età, e non solo a quella della compagna.

Lo studio, sottolineano ancora gli autori, documenta la grande variabilità nelle probabilità di una gravidanza tra coppie della stessa età che hanno rapporti nel giorno più fertile del ciclo: dal 20 al 60 per cento. Dunque, l'età da sola non spiega tale variabilità. Un po' quello che, da profani, ci sembra di poter osservare nella vita di tutti i giorni: esistono coppie che faticano ad avere un figlio da giovani, e altre che nel momento in cui lo decidono ci riescono subito o quasi.

Fin qui sono solo numeri, statistiche e probabilità. Cosa farsene è faccenda personale di ogni singola donna; ci sono, però, almeno un paio di conclusioni utili in generale. La prima è che pare accertato come la fertilità rimanga stabile, per quel che conta nella vita pratica, almeno fino ai 33-34 anni. Dopodiché il calo c'è, e significativo. Tra una ventenne e una quarantenne, le probabilità di concepimento nei giorni buoni del ciclo si dimezzano. Tradotto a spanne? «Se si fa un confronto, si può dire che la quarantenne in media ci deve provare di più, all'incirca il doppio dei mesi, rispetto alla venticinquenne» risponde Alessandro Rosina, professore di demografia all'università Cattolica di Milano. «O che una singola donna, se a vent'anni sarebbe rimasta incinta in tre mesi, a 40 anni potrebbe impiegarne sei». E così via raddoppiando il tempo, tra i 20 e i 40.

È accettabile? Si può aspettare senza farsi prendere dall'ansia? Per qualcuna conoscere i numeri veri non farà alcuna differenza; per altre sì. Nei forum su internet in cui le aspiranti madri discutono della ricerca di una gravidanza si trovano domande terrorizzate: ho 39 anni e vorrei un bambino. Sono pazza a pensare di potercela fare? Le risposte sono storie di successi o condivisioni di fallimenti. E non può che essere così. Bruno Scarpa, ricercatore di statistica dell'università di Padova che ha lavorato con Bernardo Colombo, è più cauto. «Sarebbe sbagliato trarre una morale troppo rassicurante dalla storia, cioè che basti insistere un po' di più» mi dice. Potrebbe darsi di sì, potrebbe solo volerci un po' più di tempo e di pazienza. E per la maggioranza delle donne che si decidono tardi, per scelta o per via degli eventi della vita, sarà così. Il problema è che la garanzia non c'è. Nessuna può sapere se fa parte della maggioranza o della piccola minoranza che, per essersi decisa troppo tardi, alla fine non riuscirà a realizzare il suo desiderio perché la biologia non è stata dalla sua parte, o si dovrà magari accontentare di un figlio unico.

E questo argomento è anche quello di solito usato dagli specialisti dell'infertilità e della fecondazione assistita: meglio non aspettare troppo perché, se dovessero esserci problemi, più si è avanti con gli anni meno chance si avranno. Tuttavia, la maggior parte delle coppie che utilizza la fecondazione assistita non lo fa perché i partner siano avanti con gli anni, ma perché ha dei problemi specifici, per esempio tube bloccate per la donna, o anomalie del liquido seminale per l'uomo, che impediscono il concepimento per le vie normali. E l'età incide probabilmente assai di più sul successo delle tecniche di fecondazione in vitro basate sul prelievo di ovuli: più vecchi sono, più è probabile che siano portatori di anomalie cromosomiche che rendono difficile la fecondazione o la sopravvivenza dell'embrione.

Non va però dimenticato neanche il fatto che la fecondazione assistita è un business che, come tutti gli altri, cerca di espandere il proprio mercato, come argomenta Elizabeth Gregory, un'economista americana che ha scritto un saggio sul fenomeno della ricerca tardiva della maternità. E il clima imperante, di questi tempi, supportato dalle statistiche ansiogene, vuole che alla minima difficoltà sia bene cercare l'aiuto dello specialista dell'infertilità. Le stesse statistiche sul ricorso alla fecondazione assistita, in aumento, non significano necessariamente (come si sente spesso dire) che sia in aumento la sterilità o l'infertilità. Semmai, l'infertilità sembrerebbe in calo negli ultimi decenni. Semplicemente, essendoci una vasta offerta di trattamenti, sono di più le donne che vi si rivolgono, come spiega bene anche Debora Spar nel libro *The Baby Business*.

C'è un'ultima questione scottante che riguarda il diventare madri oltre una certa età. È inutile girarci attorno: quella delle malformazioni. Avere un bambino affetto da anomalie è il timore inconfessato di tantissime donne e, a volte, chi si mette in cerca di un figlio oltre l'età considerata sicura viene guardata come un'irresponsabile. Anche su questo aspetto i numeri non possono fornire risposte definitive, che ciascuna deve trovare da sola considerando le proprie convinzioni e aspettative, e la propria idea della vita. Le statistiche, però, aiutano a mettere in prospettiva i rischi, il che è già qualcosa. Per la sindrome di Down, considerata un'anomalia il cui rischio sale esponenzialmente all'aumentare dell'età della madre, i dati in genere riportati sono simili a questi: per le donne di meno di 30 anni il rischio è uno su 1.500 (cioè, un feto su 1500 ne risulterà affetto); per quelle tra 30 e 34 il rischio quasi triplica, diventando uno su 580; per quelle tra 35 e 39 quintuplica, arrivando a 1 su 280; tra 40 e 44 è venti volte tanto, uno su 70; oltre i 45 uno su 38, cioè quaranta volte quello di una ventenne. È quello che si definisce un *aumento esponenziale del rischio*. Di solito i 35 sono considerati il giro di boa: è l'età in cui test di screening come l'amniocentesi vengono offerti di routine (si considera infatti che, a questa età, il rischio di un aborto dovuto all'esame sia inferiore al rischio che il feto sia affetto dalla sindrome di Down). Una donna che voglia evitarli viene a volte addirittura guardata con sospetto. L'accusa implicita è: vuoi proprio andartela a cercare?

Rosina, con l'ausilio della sua mentalità di statistico, ha fatto un po' di conti per tradurre numeri e rischi in termini comprensibili. Il rischio a 35 anni (un feto affetto su 280) è, in altre parole, compreso tra il 3 e il 4 per mille. È alto, basso, inaccettabile? È approssimativamente la stessa probabilità che ha una trentacinquenne qualunque di morire prima di arrivare al suo quarantacinquesimo compleanno. A 38 anni il rischio di gravidanza con un feto affetto dalla sindrome di Down sale attorno al 5 per mille. È alto? Dipende dai punti di vista. È comunque inferiore alla probabilità di una trentottenne di dare l'addio alla vita prima dei 45. A 40 aumenta ancora e arriva al 15 per mille, che rimane comunque un valore sensibilmente inferiore alla probabilità della quarantenne in questione di non superare la boa dei 55. Esiste però qualcuna che, preoccupata, cerca di premunirsi contro un simile rischio di morte? Si potrebbe obiettare che in tal caso non si può far nulla (salvo sottoporsi a visite e controlli medici a tappeto per tutte le malattie possibili, o chiudersi in casa per evitare gli incidenti stradali), mentre in quello della sindrome di Down, essendoci la possibilità di saperlo in anticipo, si può decidere se portare avanti la gravidanza oppure no. Vero. Però c'è da scommettere che, messi così, i numeri fanno un effetto diverso.

Positivo! Breve storia dei test di gravidanza

A casa e in due ore saprai se sei mamma, titolava un articolo su "Il Giorno" del 10 febbraio 1972. «Il problema è sempre stato grosso: sapere se la gravidanza sperata (o temuta) è reale oppure no, e saperlo possibilmente in fretta e in un'atmosfera di discrezione» proseguiva l'articolo, che annunciava l'arrivo in farmacia del «mezzo tecnico» per risolvere la questione, ovvero i primi test di gravidanza casalinghi.

Oggi, che nella maggior parte dei casi il responso "incinta" o "non incinta" arriva dalla lineetta su uno stick di plastica (una pipì, un paio di minuti col fiato sospeso ed ecco la risposta), è difficile anche solo immaginare l'era precedente ai test precoci.

I primi messi in commercio erano precoci per modo di dire, perché potevano rivelare una presunta gravidanza non prima di un paio di settimane dalle mancate mestruazioni;

ma, soprattutto, non erano per niente discreti. La confezione conteneva fiale, tubicini, liquidi, polveri da mescolare e perfino uno specchio, insomma un armamentario da piccolo chimico di sicuro non facilmente occultabile in una borsetta. Per ottenere la risposta occorrevano un paio d'ore e una buona dose di manualità – non certo mani tremanti e sudate – e anche l'interpretazione non doveva essere facile, dato che era da leggere guardando il fondo della provetta nello specchietto obliquo sottostante. «Un diffuso colore giallo marroncino» indicava risultato negativo. Un «anello regolare marrone scuro» era da considerare positivo, ma se si aspettavano più delle due ore consigliate si poteva formare un deposito simile a un anello...

Un simile antenato dei test moderni è oggi introvabile; nel 2012, in occasione del trentacinquesimo anniversario della sua commercializzazione negli Stati Uniti, musei e centri di ricerca hanno lanciato un appello per ritrovarne degli esemplari, ma non si è fatto vivo nessuno. Difficile non concordare con una delle prime pubblicità che lo reclamizzava, nel 1978 in America: «Una piccola rivoluzione privata che ogni donna può facilmente comprare in farmacia». L'azienda che per prima lo mise in vendita, seguita a breve distanza da altre, aveva intuito fin dall'inizio che gli ingredienti per un successo commerciale c'erano tutti – contrariamente agli scienziati dalle cui ricerche era nata la possibilità di realizzarlo.

Ai National Institutes of Health americani, all'inizio degli anni settanta, i ricercatori che studiavano gli ormoni della gravidanza avevano trovato il modo di identificare e misurare l'ormone hCG, la gonadotropina corionica, che aumenta esponenzialmente con l'inizio della gravidanza; esso, in realtà, era presente anche in alcuni tipi di tumori, e in principio il test sviluppato doveva servire proprio come strumento per la loro diagnosi. Era un'epoca di ricerca fatta alla buona, ma che in poco tempo produsse moltissimi risultati. Per studiare la fisiologia dei vari ormoni femminili, c'era bisogno della materia prima da cui ricavarli, la pipì; in quei primi anni a donarla furono anche le suore di una casa di riposo, dove ogni mese i ricercatori andavano a prelevarla con delle taniche. Nel 1972 gli scienziati pubblicarono un articolo sulla loro metodologia per identificare la hCG nell'urina, ma non la brevettarono: perché una donna dovrebbe spendere dei soldi per scoprire se è incinta, dissero gli avvocati dei NIH, quando basta aspettare poco perché lo venga a sapere comunque? Evidentemente non erano molto pratici di psicologia femminile. E neppure di storia della medicina.

Fin dai tempi antichi ci si interrogava su come indovinare se una donna fosse incinta, prima che diventasse del tutto evidente. Una delle prime testimonianze di "test di gravidanza" si trova in un papiro egizio: una donna doveva urinare su semi di grano e di orzo. Se germogliava il grano era una femmina, se germogliava l'orzo era un maschio, e se non spuntava niente non c'era gravidanza in corso. Può anche darsi che ci sia un fondo di verità in questa credenza, anche se non riguardo alla previsione del sesso: all'inizio degli anni sessanta c'è chi ha avuto l'idea di mettere alla prova il test, e pare che l'urina delle donne incinte faccia davvero germogliare i semi più in fretta, forse a causa dell'elevato livello di estrogeni.

In Grecia pensavano che applicare stoffe profumate sulle parti basse potesse dare un'indicazione utile: se la donna fosse stata incinta l'odore le avrebbe raggiunto la bocca e il naso. Nel Medioevo l'ingrediente principale del test tornò ad essere la pipì: l'urina veniva osservata (e assaggiata) per diagnosticare ogni tipo di malattia, e la gravidanza non sfuggiva a questo rituale. Secondo un testo del 1552 l'urina della gravidanza è «color limone pallido tendente al bianco sporco, con una velatura in superficie». Venivano presi in considerazione anche altri metodi, come mettere un ago nella pipì: se arrugginiva, il test era positivo. Oppure mischiarla col vino e osservare la reazione; anche questo test potrebbe aver avuto una qualche ragione di essere, perché il vino può in effetti reagire con le proteine contenute nell'urina.

Ma dobbiamo attendere gli inizi del Novecento per iniziare ad avere previsioni basate su una minima comprensione della fisiologia del ciclo mestruale e della gravidanza. Alla fine del secolo precedente Ernest Starling aveva scoperto che tantissime funzioni del corpo erano governate da certe «secrezioni interne», da lui battezzate *ormoni*. Pochi anni dopo Ludwig Fraenkel, un altro scienziato, descrisse il *corpo luteo* (quel che resta del follicolo dopo il rilascio dell'ovulo) e identificò alcuni degli ormoni che avevano a che fare con la gravidanza, in particolare quello che sembrava promuovere la gestazione: non a caso lo chiamò *progesterone*.

Altri intuirono l'esistenza, solo nelle donne incinte, di un ormone specifico – la gonadotropina corionica (hCG) – e due scienziati tedeschi, Selmar Aschheim e Bernhard Zondek, trovarono il modo di identificarne la presenza nella pipì. Per capire se una donna fosse o meno incinta la sua urina veniva iniettata sottopelle in giovani esemplari di topi: in assenza di gravidanza all'animale non succedeva niente, altrimenti la bestiola andava in calore nonostante non fosse ancora sessualmente matura. Ciò significava che nel corso della gravidanza c'è un forte aumento di quell'ormone, che oggi sappiamo essere prodotto dalla placenta non appena l'uovo fecondato si impianta nell'utero, e che raddoppia ogni 48 ore circa. La strada per i test di gravidanza era spianata.

Gli inizi di questa storia non farebbero contenti gli animalisti. Gli antenati dei test di oggi, infatti, erano a dir poco cruenti: si scoprì che l'ormone hCG induceva l'ovulazione o la produzione di sperma, e così topi, rane e conigli divennero, letteralmente, dei test di gravidanza viventi. L'urina della donna di cui si doveva stabilire lo stato veniva iniettata negli animali per osservarne gli effetti: lo sviluppo di un corpo emorragico nelle ovaie degli esemplari femmina indicava una gravidanza, mentre, in risposta all'ormone, i maschi producevano sperma. In ogni caso l'animale doveva essere ucciso per vedere come fosse andata, e negli Stati Uniti è rimasto il modo di dire "il coniglio è morto" se c'è un bambino in arrivo (il coniglio a cui si fa riferimento è quello dei test in uso negli anni trenta, che però moriva sia che la gravidanza ci fosse oppure no).

I test di gravidanza in quegli anni non erano certo un fenomeno di massa, ma alla fine i numeri non erano neppure irrisori; è stato scoperto di recente che, come è capitato con tante altre "tecnologie" umane, essi hanno perfino prodotto effetti collaterali imprevisti sulla natura e sull'ambiente. Per ovviare alla loro richiesta crescente in Europa e America, a partire dalla fine degli anni quaranta si cominciò a importare dall'Africa una specie di rana piuttosto facile da allevare, in genere usata come animale da laboratorio, lo Xenopo liscio (*Xenopus laevis*). L'ormone della gravidanza induceva le rane a deporre centinaia di uova, ed era comodo usarle come test, dato che non dovevano essere uccise per il responso, ma potevano essere "riusate". Sembra che queste ranocchiette abbiano portato con sé, dal loro paese d'origine, un fungo dal nome impronunciabile (il *Batrachochytrium dendrobatidis*) che, diffusosi tra gli anfibi locali, meno resistenti alla malattia fungina, è una delle principali cause della moria di anfibi osservata in Europa e in America.

Alla metà degli anni sessanta l'ormone della gravidanza veniva identificato nel sangue e nell'urina, e gli animali furono lasciati in pace. In ogni caso, i test erano effettuati solo negli studi medici, e utilizzati per confermare o escludere una gravidanza in casi specifici. I primi kit commercializzati direttamente per le donne come clienti arrivarono all'inizio degli anni settanta.

Oggi quel bastoncino di plastica che si può mettere in borsa fornisce il responso in un paio di minuti. I primi esemplari sono arrivati sugli scaffali delle farmacie all'inizio degli anni ottanta, dopodiché hanno acquisito maggiore affidabilità, si sono trasformati in stick con schermi digitali e sono perfino diventati oggetto di sfida tra designer. Nel 2004 un produttore di test ha lanciato una gara tra studi di design per trovare un simbolo grafico per la risposta: due linee, una linea che cambia colore, una *x* sono alcune delle soluzioni provate per garantire facilità d'interpretazione e neutralità emotiva, dato che *positivo* può essere motivo di euforia per alcune e di tragedia per altre.

Il trend del momento è saperlo sempre "prima". Alcune marche promettono risposte a distanza di otto giorni dall'ovulazione, cioè quasi una settimana prima del presunto ritardo. E, presto, potrebbe diventare concreta la possibilità di avere quasi in contemporanea al *positivo* altre informazioni che a tante stanno a cuore. Per esempio: maschio o femmina?

I test del futuro: sapere subito il sesso

La maggior parte delle donne oggi scopre se il fiocco sarà rosa o azzurro al momento dell'ecografia morfologica, verso il quinto mese di gravidanza. A molte ormai capita anche di avere l'informazione fin dalla undicesima o dodicesima settimana se il ginecologo, fidandosi della risoluzione sempre migliore delle macchine ecografiche, ha voluto azzardare un "è maschio" o "è femmina", benché le previsioni così precoci non sempre si rivelino esatte. Lo sanno invece con certezza, sempre che abbiano chiesto di ricevere la notizia, le donne che si sono sottoposte alla villocentesi o all'amniocentesi; lo scopo principale di queste tecniche diagnostiche, naturalmente, è di reperire informazioni non sul sesso del feto ma su possibili sindromi cromosomiche, e credo che nessuna donna si sottoporrebbe a tali esami – che comportano un rischio di aborto non trascurabile – per la semplice curiosità di conoscere il sesso del bambino in arrivo a poche settimane dall'inizio della gravidanza. Ma se le cose fossero più semplici? Se bastasse un semplice esame del sangue? In quel caso, con tutta probabilità, le cose cambierebbero.

Alcuni anni fa era in vendita un test che prometteva di scoprire il sesso del nascituro già a cinque settimane dall'inizio della gravidanza da un campione di sangue. Il produttore, Acu-Gen Biolabs, ne pubblicizzava l'«accuratezza infallibile», ma evidentemente molte delle consumatrici che hanno fatto causa alla ditta (poi fallita) non la pensavano così. Su Amazon si trovano test con nomi come Gender-Maker o Intelligender e prezzi che oscillano tra i 25 dollari e i pochi centesimi, che analizzando gli ormoni nell'urina come un test di gravidanza danno come risposta *rosa* o *azzurro* a sei settimane dall'inizio dell'attesa. Le recensioni a cinque stelle («Ha funzionato: il test ha detto "rosa" ed era una femmina!») e quelle a una stella («Soldi sprecati: mi ha detto femmina ed era un maschio») più o meno si equivalgono, segno che tanto vale fare testa o croce.

In teoria, però, scoprire presto il sesso del bambino e con una sicurezza prossima al 100 per cento è possibile: esistono già dei test che lo consentono verso la decima settimana, da un prelievo di sangue e non tramite esami più invasivi. Alcuni di essi sono progettati per sapere solo il genere, come Pink or Blue, della Consumer Genetics, una delle prime aziende a rivolgersi direttamente ai consumatori con i suoi prodotti di diagnosi genetica; ma sono pochi.

La scoperta del sesso è infatti un'informazione accessoria nella maggior parte dei nuovi test, la cui finalità è fornire – tramite un banale prelievo di sangue – le stesse informazioni sul feto che oggi si possono ricavare con l'amniocentesi e la villocentesi.

Mentre scrivo sono cinque o sei i maggiori produttori di questi test che hanno già un mercato in Europa e in Italia, come testimoniamo i siti web tradotti anche nella nostra lingua; ma c'è da aspettarsi che i giocatori in campo aumentino una volta che i prezzi per i test, che ora veleggiano intorno ad alcune centinaia di euro, scenderanno.

Si chiamano Harmony, Panorama, Praena Test, MaterniT21... cambiano il nome e il produttore, ma la sostanza è la stessa: un'analisi del sangue per svelare, a poche settimane dall'inizio della gravidanza, se il feto sia affetto da anomalie cromosomiche e (in alcuni casi, come informazione in più) il sesso del nascituro.

Sta avvenendo tutto molto in fretta. I test oggi sul mercato traggono origine da una scoperta fatta nel 1997 da uno scienziato di Hong Kong: Dennis Lo scoprì che il sangue di una donna incinta contiene miliardi di miliardi di frammenti di DNA del bambino che ha in grembo (appartiene al feto, secondo la sua stima, almeno il 15 per cento del materiale genetico libero nell'apparato circolatorio materno). Fino a pochi anni fa questa scoperta ha rappresentato poco più che una curiosità, anche se i modi in cui avrebbe potuto essere sfruttata si intravedevano. Le cose sono cambiate con l'avvento delle macchine in grado di "leggere" le sequenze di DNA in fretta e, soprattutto, a basso costo. I vari test citati non fanno altro che sequenziare i milioni di lettere contenuti in quei frammenti di DNA in circolo nel sangue della madre; un computer confronta le sequenze ottenute con la mappa dei cromosomi umani, e a quel punto si tratta di un esercizio di calcolo: se ci sono più frammenti del previsto corrispondenti al cromosoma 21 significa che da qualche parte c'è un cromosoma 21 in più, prova quasi sicura che il feto è affetto dalla sindrome di Down (caratterizzata appunto dalla presenza nelle cellule di tre cromosomi 21 invece di due). Lo stesso metodo porta a diagnosticare o escludere che il bambino sia affetto da trisomia 18 o 13 e, in teoria, da altre sindromi causate da cromosomi in eccesso o mancanti. Per il sesso funziona nello stesso modo: se c'è del materiale genetico dal cromosoma Y significa che è in arrivo un maschietto.

Dai test fatti finora i risultati sembrano essere molto affidabili, e i diversi produttori vantano percentuali di diagnosi corrette prossime al 100 per cento. Per le donne sembra un affare sotto ogni punto di vista poter avere le stesse informazioni finora ottenibili solo ricorrendo a villocentesi e amniocentesi (che comportano una probabilità di aborto per molte inaccettabile: si calcola circa un caso su duecento procedure eseguite), senza correre alcun rischio apparente.

Come per molte altre questioni legate alla gravidanza e all'avere figli, anche questa è una scelta in cui entrano in gioco fattori personalissimi; c'è però da mettere in conto che il terreno si presta a diventare un campo minato.

I test, per ora offerti solo da ginecologi privati che provvedono a inviare le provette con il sangue ai laboratori che li analizzano (al momento negli Stati Uniti o in Germania) danno l'informazione, ma spesso il tutto finisce lì. Una trentottenne americana, già madre di due figli, ha raccontato all'"Huffington Post" la sua esperienza con uno di questi test: «Mi piaceva l'idea di scoprire il sesso del bambino. Pensavo che avremmo avuto il risultato in una busta e l'avremmo portata a casa. Era tutto quello di cui mi preoccupavo». Ammette di non avere neppure ascoltato il consulente che le spiegava il funzionamento dell'esame durante l'appuntamento che aveva preceduto il test. Invece di una busta arriva una telefonata: il feto è affetto da sindrome di Down. Come altre tecnologie mediche, anche questa rischia di uscire dai laboratori e proiettarsi nella società senza un paracadute che ne rallenti un po' la corsa dando il tempo di informare, educare e pensare a come sia meglio utilizzarla.

C'è poi un'altra questione. È probabile, e prevedibile, che questi test consentano di evidenziare una gran mole di informazioni genetiche, come predisposizioni al cancro o al morbo di Alzheimer. Che se ne farà una madre potenziale? Mentre è facile comprendere quanto conti per una donna portatrice di una malattia che colpisce solo uno dei due sessi sapere se il feto sia maschio o femmina, o se il bambino abbia o meno ereditato un gene che è causa diretta di una malattia grave, lo è assai meno stabilire che rilevanza dare all'informazione secondo cui un feto possiede dei geni che "predispongono" in maniera generica a malattie complesse come il tumore del seno o il ritardo mentale.

Riguardo al sesso del bambino, per ora, il problema non si pone: i test più affidabili al momento sono tanto costosi che solo poche donne sarebbero disposte a ricorrervi per togliersi una semplice curiosità con qualche settimana di anticipo. Ma tutto fa pensare che il mercato ci sia, e che quando i costi saranno meno ingenti e la tecnologia migliore, possa arrivare il kit fai da te per scoprire se è maschio o femmina – e anche tale novità avrebbe risvolti da non prendere alla leggera. Già adesso, anche se le cose stanno a poco a poco cambiando, la pratica della selezione del genere è una realtà in molti paesi come India e Cina, dove spesso i feti femmina vengono abortiti dopo che, con l'amniocentesi o l'ecografia, si è ricavata l'informazione sul sesso del nascituro.

Come ha documentato la giornalista Anna Meldolesi, questa pratica tremenda è arrivata anche da noi. La possibilità di scoprire il sesso del bambino ancora prima di quanto si possa farlo oggi alimenterebbe il fenomeno? Difficile rispondere, ma anche non porsi la domanda.

Il mistero irrisolto della nausea

La scena della corsa in bagno, con i rumori fuori scena dei conati, è presente in quasi tutti i film in cui si voglia suggerire senza dirlo che, sperata, inattesa o temuta che sia, c'è una cicogna in arrivo. Non è necessario specificare, la nausea è universalmente associata alla gravidanza. Ma, a ben vedere, lo stereotipo del vomito è assai diverso dalla realtà, e già a partire dal nome: la nausea *mattutina* solo raramente è tale, difatti la maggior parte delle donne incinte deve sopportarla mattina, giorno e sera – alcune sfortunate anche la notte.

I ginecologi, in genere, non prendono neppure in considerazione l'argomento. Tanto c'è poco o niente da fare, e per quanto sia grave non è un segnale che qualcosa stia andando storto. Nei forum di discussione su internet si possono passare settimane a leggere le discussioni sull'efficacia testata dei possibili rimedi, dalla Coca-Cola ai ghiaccioli, dai braccialetti antivomito alle compresse di zenzero, ma prove scientifiche che funzionino non ce ne sono. Lo studio più recente, che ha analizzato la letteratura scientifica su una varietà di trattamenti (tra cui l'agopuntura, la vitamina B6, lo zenzero e vari farmaci) da soli o combinati tra loro, non ha trovato per nessuno prove tali da poterlo consigliare. Ciò non significa che non ci sia chi trovi sollievo in uno o nell'altro rimedio, fosse anche solo la sensazione di star facendo qualcosa aspettando che passi.

Se sui possibili rimedi la medicina ha poco da dire, gli scienziati brancolano nel buio anche per quanto riguarda le cause, l'origine e il significato della nausea. Come hanno osservato alcuni ricercatori inglesi in uno dei primi studi "sistematici" sulla nausea in gravidanza, su 363 donne che tenevano un diario per annotare come e quando ne fossero affette, non ce ne sono state due che riportassero esattamente lo stesso schema. È molto probabile che ad essere coinvolto sia l'ormone della gravidanza, la gonadotropina corionica, tanto che il suo andamento nel corso del giorno segue più o meno quello della nausea; c'entrano anche gli estrogeni, ma un meccanismo biologico preciso non è ancora stato identificato. Ci sono però delle ipotesi, tra cui alcune quanto mai strane e affascinanti.

Quella che andava per la maggiore fino a poco tempo fa sostiene che la nausea sia un mezzo studiato dall'evoluzione per proteggere l'embrione nelle prime delicatissime fasi del suo sviluppo, e in seguito il feto, da possibili sostanze tossiche.

Uno dei primi a notare l'effetto "benefico" della nausea e del vomito in gravidanza fu, negli anni quaranta, un medico americano, Ernest Hook: si accorse che nella sua clinica le donne che soffrivano di forti nausee e disgusto per i cibi avevano minori probabilità di aborto nel primo trimestre. La teoria sviluppata sulla base di queste prime osservazioni sostiene che la nausea e il vomito abbiano la funzione di evitare che l'embrione venga in contatto con sostanze in grado di danneggiarlo. Non a caso, argomenta, i cibi che le donne trovano più disgustosi sembrano anche i più pericolosi: la carne (possibile ricettacolo di microbi), le verdure, il caffè e il té (contengono composti potenzialmente tossici) e l'alcol (ha effetto teratogeno, cioè può provocare malformazioni).

Un'altra scienziata, Margie Profet, psicologa plurilaureata e con una vasta serie di interessi e competenze, ha elaborato ulteriormente questa teoria: secondo lei il vomito e la nausea avrebbero la funzione di proteggere l'embrione dalle tossine nascoste in alcuni cibi o da quelle che – innocue per un organismo adulto – potrebbero avere un effetto deleterio durante le fasi più delicate dello sviluppo dell'embrione. In più, evitando certi cibi, la madre potrebbe usufruire di una forma di protezione utile anche per sé, dato che il suo sistema immunitario, permettendo la crescita dell'embrione con una metà di patrimonio genetico estraneo (appartenente al padre), è indebolito all'inizio della gravidanza.

Paul Sherman e Samuel Flaxman, due biologi della Cornell University, hanno accumulato altri indizi in favore di tale ipotesi. Nella maggior parte delle donne la nausea inizia verso la quinta settimana di gravidanza, ha il suo picco verso la dodicesima e poi tende a scemare: proprio il periodo che coincide con le fasi di sviluppo tumultuoso dell'embrione, il più a rischio che qualcosa possa andare storto.

Non tutto, però, torna. Analizzando i dati su migliaia di gravidanze i due scienziati hanno confermato che le donne con nausea hanno meno probabilità di abortire rispetto a quelle che stanno bene; ma nessuna correlazione è stata trovata tra nausea e malformazioni, mentre se essa funzionasse da deterrente per i cibi pericolosi, alle donne nauseate dovrebbero nascere meno bambini con difetti. Poi rimane il dubbio sul perché, se ha questo effetto protettivo, la nausea non riguardi tutte le donne: è vero che quelle che non presentano alcun disturbo di stomaco sono una minoranza, ma si tratta pur sempre di circa un terzo del totale. Infine, se la nausea ha un significato di protezione da un punto di vista evolutivo, perché colpisce solo le femmine della specie umana? Sembra infatti che, tra gli animali, femmine incinte affette da nausea siano state osservate, e di rado, solo tra i cani e i macachi. Per di più, oltre al disgusto molte donne manifestano voglie proprio per i cibi incriminati, come la carne, e la percentuale di chi ne soffre è assai diversa da paese a paese (da oltre l'80 per cento in Giappone al 35 per cento in India), come anche la lista di alimenti oggetto di ribrezzo. In alcune culture, addirittura, la nausea gravidica non è mai stata osservata.

Ci potrebbero essere spiegazioni alternative anche per questi fatti, ma secondo Gordon Gallup, psicologo evoluzionista della State University di New York ad Albany, la verità sta da un'altra parte. Per lui, il responsabile di tante corse verso il water è – udite, udite – il liquido seminale. Secondo la sua teoria, a inizio gravidanza il corpo della madre (dovendosi adattare per accettare quello che, di fatto e letteralmente, è un corpo estraneo) andrebbe incontro a una reazione immunitaria che si manifesta sotto forma di nausea, vomito, malessere. La teoria, di recente ampliata, sostiene anche che queste reazioni siano più forti (nausea e vomito maggiori) quanto più il seme è straniero – in altre parole, più rapporti una donna ha avuto con il medesimo partner prima del concepimento e subito dopo, minore sarà la reazione, perché il corpo ha avuto modo di sviluppare una tolleranza verso il materiale genetico estraneo. La nausea sarebbe, insomma, un effetto collaterale della strategia evolutiva che favorisce la riproduzione con il compagno di lunga data; quello che alla fine, al contrario dell'amante occasionale, è più probabile abbia voglia di investire nella famiglia.

Questa teoria porta a una serie di previsioni. Per esempio, che l'intensità della nausea possa essere direttamente proporzionale alla frequenza delle inseminazioni da parte del padre prima del concepimento. In questo senso, forti fattori di rischio per nausee e conati sarebbero l'uso del preservativo (che impedisce il contatto con il liquido seminale), dei rapporti poco frequenti o una gravidanza frutto di una relazione appena iniziata. I peggiori casi di nausea, sempre secondo Gallup, si dovrebbero avere nei casi di donne omosessuali ricorse a inseminazione artificiale. E la nausea dovrebbe andare scemando per le gravidanze successive alla prima; sempre, ovviamente, che il padre sia lo stesso.

Capitolo 2

Slalom tra i rischi

La storia dell'uomo nei nove mesi che precedono la sua nascita sarebbe probabilmente molto più interessante e conterrebbe eventi di maggiore importanza dei settant'anni che ad essa seguono.

Samuel Taylor Coleridge

I nove mesi che cambiano la vita

Il kit arriva per posta a casa quando il bambino ha compiuto sei mesi: dentro ci sono alcune boccette, simili a certi contenitori per lenti a contatto, e una scatoletta di cartone con una specie di cotton-fioc. Nelle boccette finisce un campione di saliva della madre, mentre i cotton-fioc servono per raccogliere quella del bambino – che, con ogni probabilità, a sei mesi non è disposto a sputare a comando nella boccetta. Poi i campioni tornano indietro, sempre per posta, destinazione l'ospedale Molinette di Torino. Lì ad ogni boccetta viene dato un numero che la rende anonima (il nome dei proprietari è associato a un file nel computer), dopodiché i campioni vengono raccolti in scatole di cartone e congelati in freezer a -80 gradi centigradi. Ormai nei frigoriferi dei laboratori dell'unità di epidemiologia ci sono le provette di alcune migliaia di bambini e delle rispettive mamme: prendono tutti parte a una ricerca che punta a capire quanto le condizioni della gravidanza – dall'alimentazione all'ambiente di vita della mamma, fino ai farmaci che ha preso – influiscono sulla salute del bambino. Il fatto che la mamma ingrassi troppo o troppo poco, viva in città o in campagna, abbia preso un antibiotico o una tachipirina, abbia maneggiato insetticidi o detersivi, abbia avuto l'influenza o la varicella influenzano in qualche modo, anche minimo, la salute del nascituro? Di fatto, alla maggior parte delle domande intorno a questi temi non c'è una risposta chiara e definitiva. Il progetto Ninfea (Nascita e infanzia: gli effetti dell'ambiente) è partito nel 2005 e fa parte di un grosso movimento di ricerche che mira a studiare gli effetti dell'ambiente in cui vive la madre sulla salute futura del figlio. Per il feto, cosa ovvia ma su cui di solito si riflette poco, l'ambiente è sia il corpo della madre, con le sue caratteristiche fisiologiche e il suo metabolismo, sia l'ambiente esterno vero e proprio in cui è immerso insieme alla sua "portatrice".

Fino a non molto tempo fa si riteneva che il periodo trascorso nella pancia prima della nascita avesse nessuna, o scarsa, influenza sulla vita futura del bambino, e sulla sua salute da adulto; qualunque cosa una futura madre mangiasse o bevesse, secondo l'opinione comune, contava poco. In realtà, nell'antichità era diffusa l'idea che la gravidanza fosse un periodo delicato, in cui quasi ogni azione della madre poteva lasciare una traccia indelebile nel figlio. I greci pensavano, per esempio, che guardare una bella statua potesse far nascere un bambino avvenente e che, al contrario, se la madre vedeva qualcosa di mostruoso, i tratti orrendi potessero trasferirsi al nascituro. In tempi a noi più vicini è invece prevalsa l'idea da parte degli specialisti che il feto fosse un parassita perfetto, capace di svilupparsi con il pilota automatico soddisfacendo tutte le sue necessità attraverso il corpo della madre, senza risentire degli alimenti che lei ingerisce, delle medicine che assume, dell'ambiente in cui vive; e si è pensato che la placenta agisse da perfetto filtro nel regolare il traffico di sostanze dirette al feto, facendo passare quelle utili e bloccando le dannose. Solo dopo esperienze tragiche come quella della talidomide (il farmaco anti-nausea venduto negli anni cinquanta che si è poi scoperto essere la causa della nascita di bambini focomelici) la bilancia ha cominciato a pendere dalla parte opposta: si è capito che quella tra madre e feto è una relazione dinamica, fatta di scambi in entrambe le direzioni, e che il corpo materno, lungi dall'essere un contenitore passivo, può influenzare in molti modi l'ambiente di vita del bambino. Soprattutto, la gravidanza ha smesso di essere considerata (ammesso che lo sia mai stata) solo un periodo di attesa in vista del grande evento, e ha iniziato ad apparirci come una fase in cui si decidono aspetti cruciali della salute del nascituro: letteralmente, nove mesi che cambiano la vita.

La storia comincia con un nome e un cognome, quello di David Barker. Questo medico epidemiologo inglese, nato nel 1938 a Londra, all'inizio degli anni ottanta studiava la distribuzione delle malattie in Inghilterra e le cause più comuni di morte dei suoi connazionali. Gli atlanti che compilava contenevano pagine e pagine di dati sulla mortalità per le cause più varie, dalla cirrosi epatica agli incidenti stradali, nelle diverse regioni dell'Inghilterra e del Galles. I numeri erano in accordo con le previsioni per la maggior parte delle cause di morte: la cirrosi, per esempio, risultava più frequente nelle aree industriali, mentre gli incidenti automobilistici più gravi avvenivano, come ci si aspettava, nelle zone di campagna. C'era però una mappa di difficile interpretazione, quella delle morti per malattie cardiovascolari: le zone più rosse, che indicavano un'alta mortalità per infarti e affini, erano quelle a nord e a ovest – le aree più povere dell'Inghilterra – un dato in netto contrasto con la teoria prevalente, secondo cui tali malattie sono frutto del benessere (pasti grassi e abbondanti, vita sedentaria). Nelle zone più ricche, a sud e a est dell'Inghilterra, Londra inclusa, la mortalità per malattie di cuore era invece nettamente sotto la media. Anche se le differenze nell'alimentazione (per esempio il fatto che, in media, le persone con redditi più bassi abbiano una dieta più povera di frutta e verdura) avrebbero potuto giustificare il dato, almeno in parte, la differenza sembrava troppo importante perché la spiegazione potesse essere tutta lì. E allora? Quale poteva essere il motivo di una simile stranezza?

Barker intuì che la causa dovesse essere ricercata nel passato remoto di queste persone, nella loro vita da bambini e nel modo in cui erano stati nutriti, in grado di renderli più o meno vulnerabili alle malattie da adulti. Siccome non c'era nessun dato che potesse fornire un'informazione diretta sul tipo di alimentazione che gli adulti morti tra il 1968 e il 1978 (quelli presi in considerazione nello studio) avevano avuto da bambini cinquant'anni prima, negli anni venti, Barker e i suoi collaboratori scelsero le uniche statistiche disponibili in grado di dare un'informazione indiretta sull'ambiente, più o meno difficile, in cui quegli adulti erano nati: la mortalità dei bambini nati tra il 1921 e il 1925. Mortalità infantile più alta significava, infatti, ambiente di vita più povero e condizioni più difficili per la gravidanza: la mappa ottenuta con questi dati si sovrapponeva quasi alla perfezione a quella delle morti per malattie cardiovascolari negli anni settanta. Le aree con il più alto tasso di mortalità infantile erano le stesse caratterizzate dal più alto tasso di mortalità cinquant'anni dopo.

Quando l'ipotesi Barker fu pubblicata per la prima volta nel 1986 sulla rivista scientifica "Lancet" fu guardata con scetticismo dalla maggior parte degli esperti: nessuno credeva che ci potesse essere una relazione tra l'ambiente della vita uterina e la salute di una persona cinquanta o sessanta anni dopo. Barker si lanciò allora nella ricerca di altri puntelli per la sua teoria. Il primo fu un indicatore che ancora oggi viene spesso considerato fondamentale in questo genere di ricerca: il peso di un bambino alla nascita. Quanto pesa un bimbo quando viene al mondo dà indicazioni grossolane ma molto dirette sul tipo di ambiente in cui è cresciuto: bambini sottopeso in genere riflettono una dieta inadeguata o una sofferenza durante la vita uterina causata dai più diversi fattori, da difetti della placenta a condizioni patologiche della madre. Con un lavoro certosino Barker rintracciò i documenti in cui era stato registrato il peso alla nascita e a un anno di età di migliaia di bambini nella contea dell'Hertfordshire, tra il 1911 e il 1930. Di oltre cinquemila di loro, fu poi verificata la sorte settant'anni dopo. Da quell'indagine venne fuori la stessa fotografia: i bambini che pesavano meno alla nascita erano quelli che avevano avuto maggiori probabilità di morire di malattie di cuore da adulti. Tra quelli che a un anno pesavano meno di 8 chili la probabilità di morte per una malattia legata al cuore era tre volte maggiore rispetto a coloro che avevano un peso superiore ai 12.

Nel corso degli anni l'ipotesi, all'inizio considerata "eretica", che la vita prenatale e l'ambiente dell'utero influenzino profondamente la salute da adulti ha trovato numerose conferme. Molti degli scettici si sono convertiti, e il quadro è stato arricchito di particolari e sfumature. Non solo: gli studi di Barker hanno dato il via a un esplosivo filone di ricerche, diventato noto come *origine fetale delle malattie*, che indaga su quanto l'organismo adulto conservi memoria dell'ambiente uterino più o meno favorevole in cui è cresciuto, e a cui ha dovuto adattarsi. Barker stesso, scomparso nel 2013, tracciava spesso un'analogia: le persone, come le macchine, si rompono (cioè si ammalano) o perché sono state condotte su strade dissestate (abitudini di vita sbagliate), oppure perché erano difettose in partenza, fabbricate con pezzi di scarsa qualità. Si tratta di ipotesi affascinanti, su cui moltissimo rimane ancora oggi da chiarire; ma studi condotti su animali sembrano, almeno in parte, dare ragione a Barker. È stato per esempio visto che, se la madre è poco nutrita, gli organi della prole si sviluppano "in economia", il cuore con meno cellule contrattili, i reni con meno cellule addette a filtrare l'urina, il pancreas con meno cellule produttrici di insulina, e così via. Alla lunga, nella vita adulta, questi organi realizzati al risparmio e con le sole risorse a disposizione potrebbero essere più deboli e suscettibili alle malattie. Ma qualunque sia il fattore di disturbo del normale sviluppo che agisce sul feto – la dieta carente, una placenta difettosa che non fa arrivare abbastanza nutrimento o un alto grado di stress della madre – il risultato sembra analogo: un rischio più alto di essere affetti da diabete, obesità, malattie cardiache e ipertensione da adulti.

Un famoso caso che ha portato conferme a questa teoria riguarda una vicenda avvenuta durante la seconda guerra mondiale. Nell'autunno del 1944, nei giorni più duri del conflitto, l'assedio all'Olanda da parte delle truppe tedesche aveva impedito i rifornimenti di generi alimentari al paese. Nei mesi dell'inverno freddissimo che seguì ci fu una grave carestia; la gente bruciò i mobili per scaldare le case e arrivò a mangiare erba, bulbi di tulipani o barbabietola da zucchero per sfamarsi. Molti olandesi poterono contare su non più di cinquecento calorie al giorno, un quarto di quanto consumassero prima della guerra. Quando l'assedio finì con la liberazione da parte degli alleati, nel maggio del 1945, circa diecimila persone erano morte di stenti, e gran parte della popolazione era malnutrita. Tra loro c'erano anche le madri dei quarantamila bambini che, nell'inverno dell'assedio, si trovavano nella pancia. I primi effetti della malnutrizione delle madri si videro subito: ci furono più feti morti in utero, un maggior numero di decessi tra i bambini appena nati e una percentuale più alta di malformazioni. Ma altre conseguenze diventarono evidenti solo molti anni dopo. Un gruppo di epidemiologi dell'Academic Medical Center di Amsterdam ha analizzato i dati medici delle persone concepite e nate durante l'assedio, dall'ottobre del 1944 al maggio del 1945: oggi, tra chi era nell'utero in quei mesi, c'è un tasso notevolmente più alto di obesità, diabete e malattie cardiache rispetto a chi è nato in condizioni normali. I ricercatori vanno avanti ancora adesso ad esplorare le conseguenze a lungo termine di quello che, a tutti gli effetti, è stato un tragico esperimento naturale. Un dato interessante ricavato da questi studi è, per esempio, che anche il momento della gestazione è importante nel determinare gli esiti futuri: se la malnutrizione riguarda l'inizio della gravidanza, infatti, aumenta il rischio di malattie di cuore e perfino di malattie mentali come la schizofrenia, anche se il bambino alla nascita ha un peso normale. Le carenze nelle fasi più avanzate della gravidanza sembrano invece meno dannose, legate "solo" (si fa per dire) a un rischio maggiore di ammalarsi di diabete.

Che l'ambiente uterino influenzi il bilancio futuro di salute e malattie sembra ormai fuori di dubbio. Il programma di sviluppo dell'embrione è guidato dalle informazioni genetiche contenute nella cellula uovo e nello spermatozoo, ma ci sono anche influenze epigenetiche, un insieme di meccanismi in grado di regolare l'espressione dei geni – "spegnendoli" o "accendendoli" – su cui gli scienziati stanno scoprendo giorno dopo giorno cose sorprendenti; e l'ambiente della vita uterina, come quello dei primi mesi di vita, potrebbe essere il luogo in cui si gioca la partita decisiva.

Un intero campo di studi, nuovo e nascente, analizza addirittura le possibili influenze prima non della nascita, ma addirittura del concepimento. Da studi su animali è risultato che la dieta della madre nei giorni immediatamente precedenti e la presenza di infezioni nel liquido seminale del padre (!) potrebbero incidere sulla traiettoria di sviluppo dell'embrione. Insomma, l'influenza dei genitori inizierebbe, letteralmente, ancor prima che lo diventino. Quanto – e attraverso quali meccanismi – questi condizionamenti possano esercitarsi è quello che per la maggior parte ancora sfugge agli scienziati. Si tratta di studi difficili da condurre sulle persone: o si va a guardare nel passato alla ricerca di dati disponibili, come nelle analisi svolte da Barker, o si sfruttano situazioni che danno vita a esperimenti naturali come quello della carestia olandese. Oppure si studiano le donne che sono incinte oggi, individuando, controllando e misurando alcuni parametri che riguardano la loro gravidanza, e verificando cosa succeda ai bambini, appena nati e durante la loro crescita (come nel progetto Ninfea, di cui abbiamo raccontato all'inizio del capitolo). Si chiamano *studi sulle coorti di nascita*: un piccolo esercito di madri e i loro bambini "arruolati" alla nascita e seguiti nel tempo.

In Brasile, uno studio in corso da oltre trent'anni ha prodotto una gran mole di osservazioni che aggiungono dettagli al quadro della teoria formulata da Barker. L'epidemiologo Cesar Victora, all'inizio degli anni ottanta, arruolò tutti i bambini nati nella sua città, Pelotas. Nel 1982, quando lo studio ebbe inizio, la popolazione presentava enormi differenze nella mortalità infantile tra i ricchi e i poveri, come il resto del Brasile. In trent'anni, con lo sviluppo tumultuoso del paese, le differenze non sono sparite ma si sono molto ridotte. E intanto sono apparsi altri problemi: se prima tra i bambini c'era quello della malnutrizione, ora c'è l'obesità. Uno dei dati più interessanti emersi da questo studio, e da quelli condotti in altri paesi a basso e medio-reddito, è quello sulla crescita nei primi anni: spesso i bambini nei paesi più poveri nascono minuti, e sono malnutriti nei primi mesi di vita, ma pare esista una finestra di opportunità (fino ai 2 anni) utile per recuperare. Se un bambino nato sottopeso mangia bene in questo periodo, ne avrà sostanzialmente solo benefici; ma, superati i 2 anni, se è magro è bene che lo rimanga. Mettere su peso oltre quell'età, e soprattutto verso i 4-5 anni, non porta benefici in termini di crescita, ma predispone all'obesità e ai problemi già osservati da Barker negli adulti, dal diabete all'ipertensione. Un po' come se il feto avesse tarato il suo metabolismo per far fronte a un ambiente "povero", e dopo la nascita si trovasse invece in un ambiente fin troppo ricco di cibo e calorie.

Negli Stati Uniti il National Children's Study pianifica di seguire centomila bambini dalla pancia della madre fino ai 21 anni, per raccogliere informazioni sulle possibili influenze ambientali – dai prodotti chimici in casa all'ambiente familiare – sulla salute e sullo sviluppo. Ma il progetto è ancora agli inizi, e sta incontrando non poche difficoltà.

In Europa, ad oggi, sono circa settanta le coorti studiate, con oltre cinquecentomila bambini reclutati a partire dall'inizio degli anni novanta; e anche in Italia, più di recente, sono partiti diversi studi di coorte che comprendono ormai circa dodicimila bambini. Uno è il già citato progetto Ninfea dell'università di Torino, organizzato quasi interamente su internet. Le donne che decidono di parteciparvi si iscrivono durante la gravidanza e compilano online un questionario molto dettagliato durante i mesi dell'attesa e dopo il parto, raggiunti i 6 e i 18 mesi di età del bambino. Le domande riguardano l'alimentazione, il lavoro, l'esposizione a particolari sostanze chimiche, le malattie, i farmaci, sia in generale sia durante la gravidanza e, una volta che il bambino è nato, la sua salute, le tappe dello sviluppo, l'alimentazione e l'allattamento. In più, se vogliono, le donne donano un campione di saliva da cui viene estratto il DNA, e che serve per testare ipotesi che hanno a che fare con la genetica, l'epigenetica e l'ereditarietà. Un progetto simile è Piccolipiù, partito nel 2011, che ha arruolato quasi tremila bambini tra Firenze, Roma, Trieste, Torino e Viareggio: in questo caso, come campioni biologici, oltre al sangue della mamma vengono raccolti al momento della nascita il sangue e un frammento del cordone ombelicale del bambino, e qualche goccia di sangue dal tallone quando il neonato fa gli screening di routine. In altri progetti si mettono da parte alcuni capelli della madre (che conservano traccia degli inquinanti), la pipì del neonato o la saliva del padre. Al momento opportuno le informazioni ricavate dai campioni (per esempio sulla presenza o l'espressione di certi geni, o sul livello di ormoni) vengono combinate con quelle ricavate dai questionari, come il dato sull'aumento di peso durante la gravidanza, il momento in cui un bambino ha iniziato a camminare o particolari malattie di cui soffre, per verificare le ipotesi di ricerca sui possibili rischi.

La nutrizione, carente o eccessiva, è stato fin dall'inizio il tipo di stimolo più studiato, e il peso alla nascita l'indicatore ritenuto più direttamente legato a quel che è successo da questo punto di vista durante la gestazione. Ma quello che la madre mangia o non mangia durante la gravidanza non è certo l'unica componente a influenzare l'ambiente fetale: c'è il posto in cui vive, quello che respira, il lavoro che fa. I risultati che emergono da questi studi circolano a un ritmo incessante, e molte delle notizie che si leggono sui media («Il diabete della madre in gravidanza legato al sovrappeso delle figlie» oppure «L'inquinamento del traffico quando la donna è incinta danneggia i polmoni del bambino», tanto per citarne un paio) derivano da questo genere di ricerche. A volte suonano scontati, altre inattesi, spesso perfino contraddittori. Prendiamo il fumo, per esempio: non solo i bambini di madri fumatrici pesano di meno, nascono più di frequente prima del termine e hanno un rischio più alto di morte in culla, cosa che in fondo sembra plausibile in base a quello che sappiamo sui danni delle sigarette. Ma anche: se la madre fuma durante la gravidanza aumenta il rischio che il figlio, a quaranta o cinquant'anni di distanza, e magari senza avere mai toccato una sigaretta, manifesti una capacità polmonare ridotta e i disturbi tipici dei fumatori. Alcuni studi recenti suggeriscono che perfino le basi di alcune malattie considerate tipiche dei fumatori incalliti, dall'enfisema alle bronchiti croniche, potrebbero essere gettate ancora prima della nascita.

Spesso in questo tipo di studi il ragionamento viene fatto anche alla rovescia, prendendo in esame malattie o disturbi comuni nell'infanzia e andando a cercare a ritroso, fin nella vita prenatale, possibili fattori predisponenti. L'asma, i cui casi sembrano essere esplosi tra i bambini negli ultimi decenni, è una delle condizioni più studiate. Perde consistenza l'ipotesi che abbia a che fare, come per un po' si è pensato, soprattutto con un "aggravamento" delle allergie, e ne acquista quella secondo cui ad aumentare il rischio nei bambini sia qualche problema che insorge durante la gravidanza, per esempio l'ipertensione. Di recente si sono alleggeriti gli indizi nei confronti del paracetamolo, uno dei pochi farmaci antifebbrili la cui assunzione viene ammessa con tranquillità durante la gravidanza, che però era stato associato a un aumento del rischio di asma, mentre vengono guardati con sospetto crescente gli antibiotici assunti nei mesi dell'attesa.

Poi c'è l'obesità infantile – secondo le statistiche, in forte aumento in tutti i paesi industrializzati – di cui gli scienziati cercano di rintracciare possibili concause nei nove mesi trascorsi nella pancia: l'obesità e il sovrappeso della madre durante la gravidanza sono un altro dei fattori la cui ombra sembra proiettarsi fino all'età adulta, aumentando le probabilità per il bambino di essere a sua volta obeso e sovrappeso, e di sviluppare tutte le patologie collegate, dal diabete alle malattie di cuore, al cancro.

Non si tratta solo di teoria: da questi studi si è iniziato a ricavare indicazioni da tradurre in pratica. Alla messa al bando del piombo nella benzina, per esempio, hanno contribuito i dati sui suoi effetti deleteri per lo sviluppo cognitivo dei bambini. Più di recente, l'olio di arachidi è stato eliminato come ingrediente dai prodotti per la pelle dei neonati dopo che si scoperto che l'utilizzo, nei primi sei mesi di vita, di creme che lo contenevano contribuiva allo sviluppo dell'allergia. E le politiche di incoraggiamento all'allattamento al seno, dopo anni di promozione del biberon, si fondano anche sui dati che dimostrano come il latte della mamma sia associato con un quoziente intellettivo più alto dei bambini. Attenzione! Sgombriamo subito il campo dagli equivoci perché l'argomento è delicato: esaminando migliaia di bambini allattati o no al seno, e a parità di altre condizioni, quello che gli studi osservano è una differenza di pochi punti di QI tra i due gruppi che, in apparenza, non può essere spiegata da altri fattori. Cosa incida davvero sull'intelligenza, e ancor più sui risultati che ogni singola persona otterrà nella vita, è una faccenda assai più complessa.

E poi ci sono altre domande scottanti a cui questi studi cercano di dare una risposta, come vedremo meglio nel prossimo capitolo. Per esempio: c'è una soglia sotto la quale l'alcol in gravidanza non fa male? Oppure: il pesce, fonte di sostanze utili per il feto ma anche di inquinanti dannosi come il mercurio, è da consigliare nella dieta?

Alzarsi o riposarsi: un dilemma antico

«L'esercizio della mamma allena il cervello del bambino» titolava un articolo recente sul "New York Times": proprio il tipo di affermazione che fa sentire in colpa chi non si è mai messo le scarpe da ginnastica. Tipo me. Dopo mesi e mesi (farei forse meglio a dire anni) di procrastinamenti avevo finalmente deciso di iscrivermi in palestra: il tempo di un paio di sedute di *walking*, la moda del momento, e scoprii di essere incinta della mia seconda figlia. L'inizio brutale delle nausee, e soprattutto di una stanchezza che non ricordavo di aver mai provato in forma tanto acuta, bastarono per farmi riporre la tessera dell'abbonamento per i restanti nove mesi. Pur senza essere mai stata particolarmente attiva, durante la prima gravidanza avevo fatto un po' di ginnastica, qualche volta avevo nuotato in piscina e mi ero anche iscritta a un corso di acquagym. Durante la seconda i buoni propositi sono rimasti tali, e più volte, da seduta, mi sono chiesta se mi stessi perdendo qualcosa.

Gli antichi consigliavano l'attività fisica alle donne incinte: nella Bibbia si osserva che le schiave ebree, al contrario delle signore egizie, avevano parti facili e veloci, e Plutarco racconta che le donne di Sparta, sotto il governatore Licurgo, irrobustivano i corpi con la corsa, il lancio del disco e del giavellotto per arrivare più preparate al travaglio. In epoche successive, invece, la gravidanza è stata vista più che altro come un periodo delicato, quasi una malattia, per cui erano suggeriti il riposo e l'immobilità; l'apice di questa tendenza si ebbe in epoca vittoriana, quando le donne inglesi sparivano dalla vita sociale e si ritiravano in casa per tutta la durata della gravidanza. Poi, a partire dai primi decenni del Novecento (quando, non a caso, molte più donne hanno cominciato a lavorare), l'attività fisica è stata di nuovo vista con favore. Negli anni ottanta, sull'onda del boom per il fitness e l'aerobica, l'organizzazione American College of Obstetricians and Gynecologists pubblicò le sue prime linee guida sull'esercizio fisico in gravidanza: per quanto ancora abbastanza prudenti, tutto sommato davano il via libera. Oggi basta guardare la varietà di corsi e programmi specifici per rendersi conto di quanto l'idea del movimento con il pancione sia entrata nell'opinione comune.

Gli studi e le ricerche si sono moltiplicati, ma vederci chiaro non è tanto semplice. Emily Oster, ricercatrice in economia, ha provato ad analizzare con gli strumenti offerti dalla statistica varie questioni legate alla vita quotidiana durante la gravidanza, tra cui il dilemma se stare ferme o fare esercizio, e ci ha scritto un libro. Se non ci sono motivi medici particolari per consigliare il riposo, un po' di attività viene in genere raccomandata come un metodo per tenere sotto controllo il peso; e pare in effetti che funzioni. Da una rassegna degli studi esistenti in materia emerge che, in media, le donne incoraggiate a fare attività fisica hanno messo su 600 grammi in meno di quelle che non hanno fatto niente. Ora: 600 grammi sono 6 etti. Si tratta di una media, ed è pur sempre qualcosa, ma la logica suggerisce che non si tratta di un grande incentivo per chi di natura sarebbe più propensa a preferire il divano al tapis roulant.

Insomma, parlando strettamente di letteratura scientifica, finora non sono emerse prove evidenti che l'attività fisica porti vantaggi specifici nel corso della gravidanza (per esempio che faccia diminuire il ricorso al taglio cesareo o abbrevi la durata del travaglio) anche se, assecondando il senso comune, le donne attive fisicamente sembrano avere, in media, gravidanze a più basso rischio. È probabile che ciò si verifichi perché sono più sane di per sé; ad ogni modo, loro potrebbero considerarlo un motivo in più per non smettere di essere attive, e le altre potrebbero approfittare dell'occasione per iniziare.

Uno dei rischi paventati, a volte, anche nelle chiacchiere sull'argomento è che con lo sforzo eccessivo possa diminuire l'afflusso di sangue al bambino. Uno studio su atlete professioniste ha in effetti stabilito che quando lo sforzo porta il battito cardiaco oltre il 90 per cento della propria frequenza massima (di certo non l'esercizio quotidiano delle donne normali), c'è una piccola diminuzione del flusso al feto. In Italia non esistono raccomandazioni specifiche, ma l'American College Of Obstetricians and Gynecologists suggerisce una misura in base a cui regolarsi: mezz'ora di attività fisica, possibilmente tutti i giorni, che, tradotto in altri termini, è una passeggiata a passo svelto.

Quindi, se l'attività fisica non fa male, ma anzi è probabile che faccia almeno un po' di bene alla madre, cosa fa al bambino? Fino a non molto tempo fa la scienza non aveva un granché da dire in proposito, perché i dati erano sparsi e scarsi. Di recente, però, il faro dell'interesse in alcuni laboratori si è concentrato proprio sull'ospite contenuto nel pancione. A generare titoli sui giornali come quello citato a inizio paragrafo è stato un gruppo di neomamme canadesi che ha preso parte a un esperimento all'università di Montreal, in Canada, uno dei primi a cercare di ottenere una misura diretta degli effetti dell'attività fisica della madre sul cervello del neonato.

Qualcosa si sapeva già riguardo al cuore: in alcuni studi, infatti, i ricercatori hanno cercato di stabilire se l'allenamento cardiovascolare della mamma si estenda anche al piccolo, e certi risultati farebbero propendere per il sì. Sembra che, quando la mamma corre, il cuoricino del feto batta all'unisono con il suo, aumentando il ritmo durante il suo sforzo, e battendo più lentamente a riposo. Secondo i ricercatori i bambini finirebbero per nascere con un ritmo cardiaco più variabile, considerato un segno di efficienza e di salute cardiovascolare.

Allo studio sul cervello hanno partecipato in 60: nessuna atleta, solo donne normali dedite di tanto in tanto a qualche genere di sport. All'inizio della gravidanza sono state divise in due gruppi. Metà di loro si è dedicata, nel secondo e terzo trimestre, a un programma di attività fisica moderata che prevedeva mezz'ora di esercizio aerobico (corsa, camminata o ginnastica in acqua) almeno tre volte la settimana; l'altra metà non ha fatto niente. Pochi giorni dopo il parto le neomamme sono tornate al laboratorio con i loro bimbi per sottoporsi all'"esperimento": ai piccoli è stata messa una cuffietta con degli elettrodi per misurare l'attività cerebrale, e mentre dormivano in braccio alle loro mamme sono stati prodotti dei suoni di varia intensità, ripetuti più volte e intervallati da altri suoni meno familiari. I ricercatori sanno che, ascoltando i suoni, il cervello dei bambini produce un'attivazione caratteristica, più pronunciata quando il cervello è più immaturo. La loro ipotesi era che tra i figli delle madri attive e quelli delle donne sedentarie si potessero notare delle differenze. E così è stato: il cervello dei bambini le cui mamme avevano fatto esercizio presentava una risposta meno pronunciata ai suoni, segno di una maggiore "maturità". Tutto qua, per ora. È tanto o è poco? Si tratta di una manciata di studi che, soprattutto, misurano effetti evidenziabili in laboratorio.

Per le donne che ne hanno voglia questo è probabilmente un incentivo in più a muoversi. Quelle che per qualsiasi motivo non vogliono o non possono, non lo prendano come un motivo in più per sentirsi in colpa. In altre parole: chi calza le scarpe da ginnastica lo faccia per se stessa, non pensando di poter influire sul rendimento scolastico del figlio. Per quello, ci sarà tempo.

Ammalarsi col pancione

La maggior parte delle donne incinte non l'ha mai sentito nominare. Io non sono stata fra queste: il nome del *citomegalovirus* mi era giunto all'orecchio molti anni prima che fossi in dolce attesa, quando una mia cara amica si era ritrovata in ospedale, colpita da febbre e da un malessere inspiegabile, e con valori preoccupanti negli esami del sangue. Essendo appena rientrata da un viaggio in Messico, i medici avevano pensato a qualche malattia tropicale; poi era stata ipotizzata perfino la leucemia, e infine era stato trovato un colpevole tutto sommato molto più innocuo, il citomegalovirus. Quindi, quando la ginecologa che mi seguiva per la mia seconda gravidanza aveva incluso anche l'esame per la ricerca del citomegalovirus nella lista degli esami del sangue di controllo, ero al corrente della sua esistenza, avevo registrato l'informazione e poi me ne ero dimenticata.

L'infezione con questo virus passa quasi del tutto inosservata perché in genere provoca scarsissimi sintomi, a volte un po' di febbre o stanchezza attribuibili a mille altre cause; specie nel caso in cui venga contratta per la prima volta durante la gravidanza, però, può essere pericolosa. Il citomegalovirus non viene ricercato di routine (e l'esame non è tra quelli coperti dal servizio sanitario nazionale in Italia) perché il test può dire solo se la madre abbia contratto l'infezione durante la gravidanza, e non se il virus sia anche stato trasmesso al feto. Ciò può essere accertato con l'amniocentesi, ma anche nel caso in cui il bambino risultasse infetto non ci sono esami in grado di stabilire con certezza se ci saranno conseguenze (le più tipiche sono difetti dell'udito o altri danni neurologici) e di quale gravità. Inoltre, a complicare le cose, non c'è nessuna terapia preventiva, come un vaccino, e nessun farmaco per impedire la trasmissione del virus dalla madre al feto. A volte si sceglie di fare un esame a inizio gravidanza, per vedere se si è già contratto il virus (un'eventuale seconda infezione sarebbe molto meno pericolosa) e in base a quello si decide se proseguire con i controlli. Questo era stato il mio caso.

Io ero risultata negativa, dunque non avevo mai contratto l'infezione, e tutte le volte che avevo ripetuto l'analisi i valori degli anticorpi rientravano nei limiti, a indicare l'assenza di infezioni. Un giorno, però, qualcosa negli esami era cambiato. Al sesto mese erano comparsi alcuni valori con l'asterisco, proprio quelli del citomegalovirus: appena sopra la norma, ma comunque indice di un'infezione in corso. Avrei potuto non farci caso, o rimandare al momento dell'appuntamento con la dottoressa la domanda su cosa significasse quell'asterisco, ma una conversazione appena avuta con mia sorella mi fece suonare subito un campanello d'allarme nella testa. La baby sitter dei suoi figli, assente da qualche giorno per una misteriosa malattia, le aveva comunicato di avere scoperto cosa l'avesse messa ko: uno strano virus, *citomegaloqualcosa*.... Mia figlia più grande, anche lei colpita da una febbretta a cui non avevo dato alcun peso, era stata in compagnia dei miei nipoti e della loro baby sitter. Per me due più due faceva quattro: ero stata contagiata anch'io dal citomegalovirus, e l'improvviso innalzamento degli anticorpi specifici ne era il segnale. Seguirono giorni di ansia e patemi, ricerche su internet e consulti medici. Alla fine, non avevo contratto l'infezione; forse i valori erano un po' saliti proprio perché ero venuta a contatto con il virus (o magari con un altro ancora: l'esame ha una bassa sensibilità nel riconoscerlo) senza essermi ammalata, oppure... chi lo sa.

La mia esperienza è quasi un caso da manuale. Sulle infezioni in gravidanza – almeno su alcune di esse – e sull'opportunità di fare esami per intercettarle, neppure gli esperti concordano del tutto. Con ogni evidenza la mia dottoressa era tra chi ritiene che sapere valga comunque la pena, in modo da poter decidere il da farsi; ma la ricerca a tappeto delle infezioni è ritenuta da molti esperti una strategia inutile e controproducente quando manchino test diagnostici affidabili e trattamenti di provata efficacia. «L'esame del citomegalovirus non è ritenuto utile, e inoltre rischia di indurre un forte stato di ansia nella madre senza alcun vantaggio» scrivono per esempio gli esperti del Centro di documentazione sulla salute perinatale, riproduttiva e sessuale, un servizio della regione Emilia-Romagna che offre una valutazione critica della letteratura scientifica disponibile in materia di gravidanza. La situazione con molti elementi di incertezza può far sì che si incappi in qualche disavventura, e l'atteggiamento "un esame in più male non fa" (quello che in fondo anche a me era parso ragionevole) può a volte rivelarsi una fonte di preoccupazioni aggiuntive, non sempre giustificate. È bene saperlo, per regolarsi.

Tutto l'opposto del citomegalovirus, quanto a notorietà, è un'infezione quasi inevitabile se si è in gravidanza durante i mesi invernali: l'influenza. Che succede se la si prende mentre si è incinte? La prima risposta è: niente. Non ci sono conseguenze immediate, e l'influenza, al contrario di altri virus, non è pericolosa per il feto, anche se diverse autorità sanitarie consigliano il vaccino alle donne incinte, sulla base del ragionamento che durante l'attesa siano più esposte alle complicazioni della malattia. Se qui ne parlo è perché c'è un'altra storia affascinante e poco conosciuta che la riguarda: perfino un virus tutto sommato banale e facile da contrarre potrebbe esercitare qualche nefasto effetto a distanza.

Quella del 1918, la Spagnola, viene ancora oggi ricordata come una delle più terribili epidemie di influenza. Venne chiamata così perché, all'inizio, sembrava che la malattia fosse circoscritta alla Spagna; in realtà i giornali iberici, che non erano alle prese con le censure dell'epoca bellica, erano gli unici a parlarne. Tra il 1918, quando scoppiò negli Stati Uniti, per poi essere portata in Europa dalle truppe americane, e il 1920, quando si esaurì, si stima abbia mietuto 50 milioni di vittime. La presero, com'era naturale, anche moltissime donne che in quel momento erano incinte; anzi, proprio tra le donne incinte la spagnola fece registrare il più alto tasso di mortalità. I dati su quell'epidemia forniscono, come quelli sulla carestia olandese, materiale per un singolare esperimento messo in piedi dalla natura. A studiare l'ipotesi dell'origine fetale delle malattie sono, oltre a biologi ed epidemiologi, anche gli economisti: analizzando vasti insiemi di dati e lunghi periodi di tempo con sofisticate tecniche statistiche, cercano di capire se e come le condizioni "di partenza" di un individuo influenzino le sue prospettive future. Tra loro, Douglas Almond, della Columbia University di New York, si è chiesto se le persone che durante la pandemia del 1918 erano in gestazione nell'utero abbiano avuto nella vita qualche particolare "svantaggio" rispetto ai quasi coetanei concepiti appena prima, o appena dopo, la pandemia. La risposta, per lui stesso sorprendente, è stata un deciso "sì". L'epidemia di quell'anno è facile da studiare perché ha confini ben definiti: negli Stati Uniti scoppiò nel settembre del 1918 e nel gennaio del 1919 era praticamente esaurita. In America la contrassero 25 milioni di persone, tra cui un terzo delle donne in gravidanza. Studiando i dati dei censimenti del 1960, 1970 e 1980, Almond ha osservato che, rispetto a quelle nate subito prima o dopo, le persone che erano nella pancia durante il picco dell'epidemia avevano in media punteggi più bassi in tutti gli indicatori socio-economici considerati: rendimento scolastico, reddito e posizione socio-economica. I figli di madri che si erano ammalate di influenza avevano circa il 15 per cento in meno di probabilità di avere un diploma di scuola superiore; gli stipendi erano in media dal 5 al 9 per cento più bassi. Avevano inoltre tassi più alti di disabilità e, come è risultato dalle visite per il reclutamento alla vigilia della seconda guerra mondiale, erano perfino più bassi di quelli nati l'anno prima o quello dopo (una differenza di poco più di un millimetro e mezzo, apparentemente banale ma molto significativa da un punto di vista statistico).

Infezioni da impazzire

Quando sento una donna informarsi se le verdure sulla pizza facciano o no il passaggio nel forno, o ordinare un panino con la raccomandazione "prosciutto cotto, eh, non crudo", so che è incinta e sta mettendo in atto le possibili misure anti-toxoplasmosi. Questa malattia si prende principalmente attraverso l'ingestione diretta del parassita che la trasmette, il protozoo *Toxoplasma gondii*, e il rischio si corre mangiando carni infette, crude o poco cotte, o vegetali contaminati da feci di gatto, o portando alla bocca o agli occhi le mani che hanno toccato carni crude, verdura o terra infetti. Se è contratta all'inizio della gravidanza, la probabilità che venga passata al feto è molto bassa ma, se ciò avviene, possono manifestarsi gravi danni al cervello. Viceversa, ci sono molte più probabilità che il bambino sia contagiato alla fine della gravidanza, ma di solito ciò non dà luogo a problemi.

Nonostante i danni della toxoplasmosi siano ben noti, così come i suoi fattori di rischio, nella pratica le indicazioni dei medici – e nei vari paesi – sono discordanti e vanno dalla proibizione assoluta e tassativa di mangiare cibi potenzialmente a rischio, alla quasi noncuranza. C'è chi, nel tentativo di scongiurare il pericolo, mette in atto complicate procedure igieniche, come passare la bresaola o il prosciutto crudo nel congelatore (per essere certi che le larve di toxoplasma eventualmente presenti siano uccise), o lava fragole e insalata con l'amuchina, o allontana il gatto da casa anche se, nella pratica, i felini di appartamento sembrano i responsabili meno probabili dell'infezione contratta in gravidanza (dovrebbero essere entrati in contatto col parassita mangiando carni infette di topi o uccelli, cosa non impossibile, ma di certo assai difficile per un animale che vive in casa).

Ma se qui cito la toxoplasmosi, su cui di solito le donne incinte sono ampiamente edotte, è perché gli studi su questo parassita schiudono uno dei capitoli meno noti (e a mio parere più incredibili tra quanto ho letto) delle ricerche in campo biologico. *Come e perché il toxoplasma ci fa diventare pazzi* è il titolo, per esempio, di un rigoroso articolo scientifico sull'argomento. Gran parte della ricerca in materia è opera di un solo uomo, il biologo cèco Jaroslav Flegr che, a partire dagli anni novanta, ha iniziato a raccogliere numerosi indizi a sostegno della teoria secondo cui l'infezione con questo parassita unicellulare della famiglia dei protozoi (ben lungi dall'essere una cosa da niente e asintomatica) sarebbe addirittura in grado di operare delle sottili manipolazioni del nostro cervello: la sua capacità di maneggiare l'organizzazione dei circuiti nervosi arriverebbe al punto di farci mutare personalità o comportamento, e aumentare il rischio di schizofrenia; il *Toxoplasma gondii* sarebbe perfino responsabile di migliaia di morti l'anno per incidenti stradali. Fino a una decina di anni fa queste ricerche erano guardate come sciocchezze belle e buone, più vicine alle teorie sugli UFO che alla scienza; in quest'ultimo periodo, però, diversi biologi autorevoli ne hanno trovato conferme inaspettate. Gli studi sugli animali sono quelli da cui viene la maggior parte delle informazioni. I topi e i ratti infettati dal toxoplasma, per esempio, sembrano meno prudenti dei loro compagni, al punto di invertire la loro natura e sentirsi attratti dall'odore della pipì di gatto, anziché darsela a gambe come sarebbe normale. Gli studi sugli esseri umani sono assai meno numerosi, ma Flegr ha condotto varie ricerche sottoponendo a dei test di personalità persone che hanno avuto, o no, la toxoplasmosi. L'infezione da toxoplasma sembra avere un effetto diverso a seconda del sesso: renderebbe più introversi e solitari gli uomini, e più socievoli le donne, tratti caratteriali apparentemente opposti che potrebbero avere nell'ansia il loro comune denominatore. E ancora: i soggetti infetti avrebbero i riflessi più lenti, fatto curioso ma in grado di spiegare l'associazione, documentata in più studi, tra l'infezione e il rischio di incidenti stradali. Si tratta di effetti sottili, che però aprono scenari impensati e affascinanti: può un'infezione determinare un cambiamento di personalità, o indurre alla follia? Per ora sono solo speculazioni che un giorno troveranno conferma o smentita.

Da diversi studi è emerso che l'infezione della madre con i virus influenzali nel corso della gravidanza è da associare proprio a un aumento del rischio di schizofrenia e disturbi mentali (come disturbo bipolare, alternanza di fasi di umore maniacale e depressione) per il bambino. È un'ipotesi discussa e controversa, e – va nuovamente sottolineato – si tratta di associazioni statistiche suggestive nell'ambito della ricerca, ma che di fatto non hanno rilevanza nella vita quotidiana. La stragrande maggioranza dei bambini nati da madri che hanno avuto l'influenza non avrà nessun tipo di problemi, e anche un aumento di quattro volte del rischio di essere affetti da disturbo bipolare, come quello osservato in uno degli ultimi studi (che ha paragonato tra loro i casi di cittadini californiani che ne sono affetti, analizzando la storia delle infezioni materne contratte durante la gravidanza), ha scarso significato, se si considera che il rischio di tali disturbi è basso in partenza. L'ipotesi è però suggestiva per gli scienziati, perché fornisce gli indizi di una qualche comunanza tra una serie di malattie psichiatriche e un qualche "insulto" ambientale ricevuto dal cervello in via di sviluppo – il virus, la febbre o l'infiammazione – che potrebbe contribuire al loro insorgere.

La ricerca sull'origine fetale delle malattie è un campo di ricerca fiorente e affascinante. È stato sottolineato come, paradossalmente, gli effetti negativi più eclatanti di una gravidanza in condizioni disagiate – in cui la madre è vittima di malnutrizione, infezioni e malattie – riguardino, più che le donne dei paesi occidentali, che ne sono informate e se ne preoccupano, quelle delle nazioni in via di sviluppo: è qui che, con tutta probabilità, il legame tra problemi sociali e conseguenze biologiche in termini di salute e malattie ha il suo peso maggiore. Le disparità nella vita potrebbero quindi avere un'origine molto più distante nel tempo di quella cui siamo abituati a pensare, e partire prima ancora che due persone qualunque, che vivono in continenti diversi – o nella stessa città, ma in contesti sociali diversi – siano nate. Per anni, per esempio, il diverso peso dei bambini alla nascita nelle varie parti del mondo è stato attribuito a vari fattori, prima di tutto all'origine etnica; si diceva, per esempio, che i bambini indiani o africani nascessero costituzionalmente più piccoli dei neonati europei o statunitensi. Di recente, invece, un vasto studio ha comparato lo sviluppo durante la vita fetale e le misure alla nascita dei bambini in diversi paesi, concludendo che i bambini vengono al mondo di dimensioni "standard" ovunque, e per qualunque origine etnica. Purché – ed è un *caveat* non da poco – le madri siano persone sane, istruite e dotate di un buon livello socioeconomico.

Capitolo 3

Attenzione a cosa metti in bocca

Ci ritroviamo allo stato di cacciatori-raccoglitori, che cercano di capire che cosa è buono da mangiare. Solo che invece di ispezionare un fungo nella foresta, sostiamo nel corridoio fluorescente di un supermercato a esaminare minuziosamente le scritte sulle confezioni.

Annie Murphy Paul, *I 9 mesi decisivi*

Questioni di peso

Tra le normali attività della vita quotidiana per cui il test di gravidanza positivo segna uno spartiacque tra il "prima" e il "dopo" c'è il mangiare. Nausea a parte, i cui misteri abbiamo preso in considerazione nel Capitolo 1, sembra che il fatto di aspettare un bambino trasformi quasi ogni singolo cibo in una possibile fonte di rischio, o beneficio.

A dire la verità, parlando di alimentazione e gravidanza, il primo problema che viene in mente non è "quale cibo", ma "quanto". Nel corso della storia ci sono stati innumerevoli corsi e ricorsi tra il prescrivere la morigeratezza (e, per quanto possibile, il non mettere su troppi chili) e l'invito a mangiare per due. Prima che il taglio cesareo diventasse un'operazione di routine, e quando il bacino di un'altissima percentuale di donne era deformato dal rachitismo, tenere a freno l'appetito e far nascere bambini piccoli significava aumentare le chances di un parto facile. Un bambino grande e un bacino piccolo e deforme erano l'anticamera di complicazioni pericolose, a volte della morte del feto, della madre o di entrambi. L'invito a mangiare per due, invece, è stato in molte epoche storiche un modo per cercare di risparmiare a madre e bambino gli effetti deleteri di una malnutrizione sempre incombente.

Negli ultimi anni la bilancia pare pendere di nuovo, e pesantemente, dalla parte della magrezza, o per meglio dire di un aumento di peso regolato e non eccessivo. Le linee guida parlano chiaro: una donna che parte con un peso normale dovrebbe acquistare durante la gravidanza una decina di chili, 11 o 12 al massimo. La musica cambia per chi è già sovrappeso: in tal caso si dovrebbe stare entro i 7 o gli 8. Considerando che il bambino alla nascita pesa tra i 3 e i 3,5 chili, l'utero arriva a un chilo, la placenta più il liquido amniotico a circa 1,5 e il sangue i liquidi corporei a 2,5-3 chili, e che l'aumento di volume del seno può contribuire con 4 etti, alla fine i chili di "ciccia" vera e propria da mettere su non sarebbero più di 3.

Un fatto curioso che mi è capitato di riscontrare nelle chiacchiere tra donne è il diverso atteggiamento dei medici riguardo alla questione "peso": dai terroristi che pretendono di pesare personalmente ad ogni visita la paziente e si lanciano in ramanzine contro la malcapitata che si presenti ingrassata qualche etto in più del dovuto, ai tolleranti che ci fanno appena caso. Questi due atteggiamenti estremi (con in mezzo una maggioranza di medici che consigliano di tenere sotto controllo il peso senza rimbrotti o pesate ossessive), oltre alla diversa personalità degli specialisti, con ogni probabilità riflettono una certa ambiguità in tutta la questione.

Ma perché tutta questa ansia intorno ai chili in più durante la gravidanza? Un primo motivo è il pensiero del dopo: una volta che il bambino è nato i chili acquistati vanno persi, ma se si ingrassa troppo aumenta il rischio che restino addosso, con tutte le conseguenze negative per la salute che ciò comporta. Questo timore è stato di recente ridimensionato in uno studio: qualunque sia il peso acquistato col pancione, pare che la maggior parte delle donne torni al peso normale entro due anni dal parto.

Ma non è solo questo. Sovrappeso e obesità vengono oggi considerati uno dei maggiori fattori di rischio in ostetricia. I chili messi su in gravidanza preoccupano i medici, soprattutto se si aggiungono a sovrappeso o addirittura obesità precedente, perché fanno aumentare le possibili complicazioni durante la gravidanza (come l'ipertensione), e al momento del parto: la più temuta è che il bambino cresca troppo e rimanga "incastrato" al momento di nascere. La cosiddetta *distocia di spalla*, quando il feto è già fuori con la testa ma non riesce a uscire con il resto del corpo, è un'emergenza che deve essere risolta nel giro di pochi minuti perché c'è il rischio di asfissia per il bambino.

Ingrassare più del dovuto è anche un fattore di rischio per lo sviluppo del diabete, che può essere l'anticamera di complicazioni serie durante la gravidanza – come la preeclampsia, un forte aumento della pressione del sangue che può portare a danni alla placenta – oppure, di nuovo, far crescere troppo il feto; inoltre, con il taglio del cordone ombelicale alla nascita, la brusca cessazione del rifornimento di zuccheri potrebbe provocare una crisi ipoglicemica al bambino.

Anche a chi non ne ha mai sofferto prima può capitare che, durante la gravidanza, vengano riscontrati valori della glicemia fuori dagli standard ritenuti normali; è in parte fisiologico, perché in quei nove mesi alcune sostanze prodotte dalla placenta ostacolano l'azione dell'insulina, l'ormone che regola la concentrazione di glucosio nel sangue. In una piccola percentuale di donne, il pancreas non riesce a far fronte alla necessità di aumentare la produzione di insulina, i valori della glicemia si alzano, e a quel punto si parla di *diabete gestazionale*. Però, per quel che riguarda la relazione tra peso in gravidanza e sviluppo del diabete le cose non sono così chiare: non si sa se tenendo sottocchio il peso si riesca a controllarlo e prevenirlo. E non è neppure chiaro quanto davvero questa complicanza sia diffusa tra le donne.

Oggi c'è un'attenzione spasmodica a controllare che l'intolleranza al glucosio fisiologica non si trasformi in diabete conclamato, e capita che le donne vengano messe a dieta immediatamente qualora i valori appaiano, anche di poco, fuori della norma. Tra gli specialisti manca però il consenso sulla soglia a cui cominciare a parlare di diabete, e su quali test considerare più validi per la diagnosi. Di fatto, ad ogni modo, uno dei motivi principali per cui una donna può ritrovarsi a dieta con il pancione è proprio per evitare il cortocircuito sovrappeso, obesità, diabete e complicazioni per mamma e bambino. A fare paura, insomma, non è qualche chilo di troppo in sé (soprattutto se si parte da una situazione di normalità) ma il fatto che l'alimentazione incontrollata possa aggiungersi a problemi precedenti, esasperandoli, e magari andare a braccetto con il diabete.

Ci sono poi ragioni ulteriori: è stata più volte osservata una correlazione tra il peso acquistato dalla madre e l'obesità infantile, di cui sembra essere in corso un'epidemia in tutti i paesi sviluppati. Anche queste "prove" vengono per la maggior parte dagli studi sulle coorti di nascita e sull'origine fetale delle malattie, di cui abbiamo raccontato nel capitolo precedente.

La domanda è se una mamma che acquisti peso oltre misura nei nove mesi possa aumentare le probabilità di avere un bambino in carne già in tenera età: parrebbe di sì, ma come al solito il problema è quello di determinare se tra peso eccessivo della madre e obesità del bambino ci sia un rapporto di causa-effetto, e quale sia esattamente il percorso che porta dal sovrappeso della madre a quello del bambino. Dopo tutto, la tendenza a ingrassare potrebbe avere radici genetiche, e il fatto che la mamma si sia abbuffata mentre era incinta non avere niente a che fare con il sovrappeso del suo bambino: per entrambi la colpa potrebbe essere di cattivi geni. O del fatto che la mamma, abituata a mangiare troppo, abitui suo figlio a fare altrettanto. O, ancora, di qualcosa che è successo nel periodo trascorso nella pancia.

È difficile stabilire se e quanto l'ambiente dell'utero contribuisca davvero a predisporre a una vita in sovrappeso, ma c'è un meccanismo biologico che viene considerato plausibile: se la madre mangia troppo e ingrassa, il feto produce più insulina e nasce più in carne, con una tolleranza allo zucchero ridotta (l'anticamera del diabete) e, forse, con una predisposizione a ingrassare. Lo stesso avverrebbe nel caso in cui la madre sviluppi il diabete durante la gravidanza, una teoria su cui si è iniziato a riflettere studiando una delle popolazioni umane tra cui si registra il più alto tasso di diabete al mondo.

Gli indiani Pima sono una popolazione di nativi americani che viveva negli Stati Uniti nel territorio dell'attuale Arizona, e in Messico nello stato di Sonora. Dopo la colonizzazione furono spinti nelle riserve, e oggi vivono in due comunità raggruppate intorno a due fiumi considerati sacri, il Gila e il Salt Rivers. I Pima sono noti anche per essere la popolazione umana con maggiore incidenza di diabete di tipo 2, cioè quello provocato dalla dieta: circa la metà degli individui sopra i 35 anni ne è affetta. A partire dagli anni sessanta gli scienziati hanno studiato questa popolazione e attribuito l'alto tasso di obesità e diabete al suo interno a cause genetiche. Secondo la teoria del *thrifty gene* ("gene parsimonioso") gli indiani Pima hanno vissuto per migliaia di anni di agricoltura, caccia e pesca, affrontando periodi di abbondanza e carestia. Ad adattarsi a questi "sbalzi" li avrebbe aiutati un particolare insieme di geni che consentiva loro di accumulare grasso. Una volta che i Pima si sono trovati a vivere secondo lo stile di vita occidentale, con poca attività fisica e una dieta continuativamente ricca, il gene che faceva accumulare le calorie in vista di una possibile carestia da utile è diventato dannoso, rendendoli obesi e predisposti al diabete.

La ricerca di questi geni "della frugalità" finora è andata a vuoto, ma l'idea non è stata abbandonata. Non sarebbe tanto, o non soltanto, una predisposizione genetica trasmessa dalla madre al bambino a predisporlo al diabete, bensì l'influenza esercitata sul nascituro dall'ambiente dell'utero. Per adattarsi a una situazione di scarso nutrimento, come abbiamo visto, il feto dirigerebbe gli zuccheri allo sviluppo di organi cruciali come il cuore e il cervello; di conseguenza si creerebbe una situazione di resistenza all'insulina al livello dei muscoli e del tessuto adiposo, che favorirebbe l'insorgere del diabete una volta che il bambino si trovi in un mondo di abbondanza e non più di privazioni. Lo stesso avverrebbe nel caso in cui la madre diventi diabetica durante la gravidanza: crescere in un ambiente troppo "zuccherino" plasmerebbe il metabolismo del nascituro rendendolo più suscettibile alla resistenza all'insulina e, di nuovo, al diabete; o anche nel caso in cui (fatto apparentemente in contraddizione) la madre è ipernutrita, oppure obesa, e il bambino cresce troppo.

Naturalmente, una cosa è ipotizzare un meccanismo biologico (pur plausibile e documentato in tanti studi sugli animali), un'altra dimostrare che lo stesso sia in atto anche negli esseri umani, e un'altra ancora stabilire quanto il sovrappeso o l'obesità della madre – così come dei geni "cattivi", o uno stile di vita non proprio attento alla linea – contino rispetto ad altri fattori. Quando si tratta di passare dal mondo degli studi epidemiologici e delle analisi statistiche alla vita reale, la domanda che è lecito porsi è se, cercando di tenere a freno l'appetito, una donna incinta faccia qualcosa in grado di cambiare in maniera significativa la vita del suo bambino. La risposta sembra "non troppo", quando si parla di donne che partono da un peso normale, e di aumento di peso senza diabete: gli studi che hanno preso in considerazione il problema hanno trovato che sì, più sono i chili che la madre prende, più il figlio nella vita tende al sovrappeso; ma, quando si va a misurarlo, l'effetto è tutto sommato poco rilevante.

A contare molto sul futuro in termini di salute, come abbiamo visto nel capitolo precedente, è il peso del bambino alla nascita. È vero che esistono rischi per i bambini troppo grandi (come quello che la madre debba affrontare un cesareo per partorirlo, o l'appena citata distocia di spalla) ma a preoccupare di più sono i bambini troppo piccoli o, in termini più precisi, piccoli per la loro età gestazionale (perché è ovvio che probabilmente un bambino che nasce a 38 settimane peserà meno di uno partorito a 42). Complicazioni alla nascita come difficoltà di respirazione o sintomi neurologici sono più comuni nei bambini sottopeso che in quelli di peso normale – e, come abbiamo visto, le conseguenze di una crescita stentata nell'utero possono ripercuotersi anche a distanza di decenni.

Un bambino ha più probabilità di nascere grande se la madre ingrassa tanto, e piccolo se la madre ingrassa meno di quanto raccomandato, mentre altre complicazioni serie, come la nascita pre-termine, aumentano sia se la madre ingrassa troppo sia se lo fa troppo poco. Detto questo, non c'è una formula magica per avere un bambino del peso corretto in base al numero di chili acquistati; le regole sul range di peso entro cui ingrassare sono, in fondo, un sistema per massimizzare le possibilità di avere un bambino "giusto", non troppo grande e non troppo piccolo. Partire da un peso normale e mettere su una decina di chili (tra i 7 e gli 11,5 secondo le raccomandazioni italiane) è la migliore delle opzioni per sperare di raggiungere lo scopo, ma il battage incessante sul rimanere nell'intervallo giusto (cosa peraltro non semplicissima: secondo molte statistiche ci riesce meno della metà) in assenza di problemi particolari, sembra mosso più da eccesso di zelo che da una seria preoccupazione. Dovendo trarre una conclusione sulla base dei dati ad oggi disponibili – sia detto a consolazione di coloro che si sono beccate delle ramanzine – si rischia di più a sforare (sempre che si tratti di pochi chili) per difetto che per eccesso.

Il dilemma del pesce

«Signora, posso garantire che il pesce è fresco, quel che c'è dentro io non lo so». Una volta ho sentito un ristoratore rispondere così a una signora, palesemente incinta, che si informava con cautela sulla presenza di sostanze pericolose o inquinanti nel piatto che si accingeva a ordinare. Il pesce è uno di quegli alimenti di cui in genere non si sente dire che bene, e anche durante la gravidanza le sue proprietà vengono magnificate: contiene proteine di alto valore biologico, pochi grassi e vitamine, sostanze che fanno bene al feto.

A bilanciare le luci, però, ci sono alcune ombre. Il potenziale pericolo su cui la signora del ristorante cercava di informarsi era con tutta evidenza quello delle sostanze inquinanti che, dai pesci, potrebbero finire nel corpo di chi li mangia. La prima, e più famigerata, è il mercurio.

Pare che Lewis Carroll, per descrivere gli eccentrici comportamenti del Cappellaio Matto in *Alice nel paese delle meraviglie*, si sia ispirato proprio ai produttori di cappelli, che lavorando pelli e tessuti inalavano vapori di mercurio, forse subendone gli effetti sul sistema nervoso.

La forma di mercurio che può arrivarci dal pesce è il metilmercurio, un composto che si forma quando il mercurio inorganico (prodotto come scarto di processi industriali, o in modo naturale durante incendi boschivi ed eruzioni vulcaniche), viene convertito dai batteri in questa forma altamente tossica per l'organismo. Il mercurio assorbito attraverso lo stomaco e l'intestino entra in circolazione nel sangue e viene trasportato in tutto il corpo: può attraversare sia la barriera emato-encefalica e arrivare al cervello, dove si accumula e produce effetti tossici, sia la placenta, fino a raggiungere il feto. La tragica dimostrazione di questa catena che parte dai pesci del mare e arriva ai neuroni degli esseri umani viene da una vicenda accaduta in un villaggio di pescatori in Giappone, Minamata: lì, a metà degli anni cinquanta, dozzine di persone cominciarono a soffrire di strani sintomi – difficoltà a camminare, problemi alla vista e all'udito, intorpidimento di mani e piedi. Alcuni ebbero episodi di convulsioni o finirono in coma. Quell'insieme di disturbi che non aveva nessuna spiegazione venne chiamato *malattia di Minamata* finché, alla fine, fu scoperto cosa la provocasse: il mercurio riversato nella baia su cui si affaccia il villaggio, le cui acque avevano uno scarso ricambio con quelle dell'oceano. Il mercurio, scarto di lavorazione di un'industria chimica, finiva nei pesci e nei crostacei, che a loro volta finivano nel piatto della gente del villaggio. Gli effetti più gravi dell'intossicazione, però, non si videro in chi aveva mangiato il pesce contaminato, bensì nei figli delle madri che l'avevano consumato durante la gravidanza: sordità, cecità, ritardo mentale sono alcune delle conseguenze più terribili sofferte da quei bambini.

Di lì in poi, una serie di studi ha mostrato che, anche senza arrivare all'avvelenamento acuto, dosi minori di mercurio assunte con l'alimentazione possono causare deficit nella memoria e nello sviluppo del linguaggio, e lievi disabilità intellettive.

In anni più vicini altrettante ricerche, i cui risultati hanno trovato ampia diffusione sui media, hanno invece puntato i riflettori sui benefici del mangiare pesce in gravidanza, e sui possibili danni provocati dal non mangiarne abbastanza: le sostanze al centro dell'attenzione stavolta sono gli omega-3, grassi di cui il pesce è particolarmente ricco, e che sarebbero un toccasana per lo sviluppo del cervello del feto. Livelli troppo bassi di omega-3 sono stati associati a lievi ritardi nello sviluppo del bambino; inoltre una carenza di iodio, di cui il pesce è una delle principali fonti alimentari, influirebbe in modo negativo sullo sviluppo del suo cervello. Non è facile districarsi in questa jungla di affermazioni contrastanti, né per le persone comuni né per gli scienziati.

Su richiesta della Commissione Europea, l'EFSA – un organismo europeo con sede a Parma che fornisce consulenza scientifica in materia di sicurezza della catena alimentare – nel 2014 ha rilasciato un parere a lungo atteso. Dopo aver confrontato le abitudini alimentari nei vari paesi europei e gli studi scientifici più attendibili in materia, ha concluso che, anche per le donne incinte, la bilancia pende a favore del consumo di pesce: i figli delle donne che in gravidanza hanno mangiato da 1 o 2 fino a 3 o 4 porzioni di pesce la settimana sono risultati "più intelligenti" rispetto a quelli delle donne che non ne avevano mangiato. L'aggettivo *intelligenti* è, come già detto, da prendere con le molle: tradotto, significa che i bambini hanno ottenuto risultati migliori – in media e in modo significativo da un punto di vista statistico – in alcuni test standard per valutare lo sviluppo intellettivo.

Il bilancio sembra dunque a favore del mangiare pesce, anche se, di fronte alle notizie diffuse dai giornali sui sequestri di partite con quantitativi di mercurio ben superiori ai valori considerati accettabili, ci potremmo chiedere se sia davvero la scelta giusta. Non c'è modo di sapere quanto mercurio contenga il singolo pesce che metteremo in pentola e poi nel nostro piatto, anche perché i livelli di inquinamento variano da una zona all'altra dei mari, e le analisi vengono fatte a campione, non certo su tutto il pescato.

C'è comunque una via d'uscita, ed è quella di scegliere, letteralmente, pesci piccoli: vengono raccomandate perché più povere di mercurio le specie alla base della catena alimentare, come sardine, acciughe e aringhe (dunque la maggior parte del pesce azzurro). All'opposto, e in teoria da consumare solo occasionalmente, sono i loro predatori, ovvero i pesci di grandi dimensioni: pescespada, tonno, verdesca e rana pescatrice, in cui il mercurio si accumula in quantità maggiori. Ci sono, come via di mezzo, salmone, sogliola, merluzzo e gamberetti.

Una ricerca recente sembra fornire ulteriori rassicurazioni: da anni l'università di Rochester, negli Stati Uniti, ha coinvolto in un'indagine epidemiologica la popolazione delle Seychelles, i cui quasi 90.000 abitanti consumano molto più pesce di quelli degli altri paesi, in media 8 porzioni la settimana. Lo scopo è seguire nel tempo lo sviluppo dei bambini e valutare l'effetto del mercurio nella dieta. Una delle ultime osservazioni compiute nell'ambito del Child Development Study ha permesso di controllare quasi 1500 donne durante la gravidanza (misurando la quantità di mercurio assunta con il pesce – fino a 12 porzioni la settimana – e quella degli acidi grassi di cui esso è ricco) e poi i loro bambini fino all'età di 20 mesi (sottoponendoli a test sullo sviluppo cognitivo e motorio). Dallo studio non è emersa alcuna particolare accusa a carico del pesce, nonostante i livelli di mercurio assunti dalle madri fossero piuttosto elevati. L'ipotesi dei ricercatori è che le sostanze "buone" in esso contenute siano più che sufficienti a compensare e controbilanciare l'effetto tossico del mercurio.

Piovono vitamine

Se il primo acquisto in farmacia legato alla gravidanza riguarda di solito il test che conferma o esclude la cicogna in arrivo, il secondo è quasi sempre un barattolino di vitamine: dopo la prima visita dal ginecologo, infatti, la maggior parte delle donne se ne torna a casa con una prescrizione di "supplementi nutrizionali". Così è stato anche per me. Alla seconda gravidanza non ho neppure aspettato la ricetta, e sono andata direttamente in farmacia per prendere la stessa boccettina che mi aveva accompagnato in occasione della prima, e verso cui non avevo particolari apprezzamenti o rimostranze. Sugli scaffali, accanto alla confezione che mi era familiare, ne ho notata un'altra uguale in tutto e per tutto, ma con una scritta aggiuntiva: «Nuovo, con DHA». Costava anche qualcosa in più. Un ingrediente segreto? Mi ero dunque persa qualcosa con la prima gravidanza? Qualche sostanza utile di cui quattro anni prima non si conosceva l'esistenza?

Il DHA, come ho poi scoperto, fa parte della categoria di quei grassi omega-3, contenuti soprattutto nel pesce, da molto tempo ritenuti sostanze utili all'organismo; in particolare, il DHA è un costituente essenziale delle membrane delle cellule dei neuroni e della retina. Il motivo della sua introduzione nei supplementi consigliati per la gravidanza è che aumenterebbe lo sviluppo intellettuale e motorio del bebè, e la sua acuità visiva. Occhi e cervello buoni, insomma: quale donna non li vorrebbe per il suo bambino? Il problema è che, ad oggi, non c'è nessuna prova che il DHA serva davvero a questo scopo. Così come alla prevenzione della depressione post-partum, altro beneficio che di solito gli è attribuito.

Il DHA non è l'unica sostanza tra i supplementi della gravidanza a godere di buona fama basata su scarse prove, ma anzi condivide questa sorte con la maggior parte degli ingredienti contenuti nelle confezioni di integratori vitaminici (consigliati anche per periodi della vita come l'infanzia, la menopausa o la vecchiaia).

Dal punto di vista commerciale c'è una spinta fortissima, soprattutto negli ultimi anni, verso gli integratori. Non sono mutuabili, si pagano per intero e il campo è facile: ben poche donne resistono all'idea di prendere quelle vitamine che potrebbero far diventare più sano o intelligente il loro bambino. Anche senza crederci troppo: se non fa bene – si pensa – non faranno neanche male. L'80 per cento si regola così.

C'è un paradosso in tutto ciò. Tra le tante sostanze contenute negli integratori che, almeno finora, alla prova dei fatti non si sono dimostrate utili a qualcosa (per esempio, la tanto decantata vitamina D, il magnesio e lo zinco) ce n'è una che invece di certo lo è – l'acido folico – ma solo una minoranza di donne lo assume al momento giusto: prima, e non dopo l'inizio della gravidanza.

Le più diligenti, soprattutto quelle che hanno programmato un bambino e ne hanno parlato con un medico, con ogni probabilità hanno ricevuto la prescrizione per un supplemento di acido folico. Questa vitamina del gruppo B è contenuta in diversi alimenti (fagioli, fegato, cereali, agrumi, lievito, verdure verdi a foglia larga) ma l'alimentazione in genere non basta a garantire i livelli ritenuti necessari. Da tempo si sa che la spina bifida, un grave difetto che si verifica durante le prime settimane di sviluppo dell'embrione, per qualche ragione è associata a una scarsa disponibilità nel corpo della madre di acido folico. Farne scorta, assumendolo prima che avvenga il concepimento, sembra conferire un'importante protezione: in pratica il rischio viene più che dimezzato (circa un bambino su mille nasce con difetti del tubo neurale, quattrocento casi l'anno in Italia). Ed è per questo che gli esperti ormai ne raccomandano l'assunzione alle donne che pianificano una gravidanza; in tutti i supplementi di vitamine che quasi ogni ginecologo ordina di assumere, non appena questa è confermata, è contenuto acido folico. Però, perché la prevenzione sia efficiace, deve essere preso *prima*: il motivo è che la chiusura nell'embrione del "tubo" che darà origine al cervello e al midollo spinale – il processo che, se va storto, può portare alla spina bifida o a conseguenze ancora più tragiche (come la mancanza di sviluppo del cervello) – avviene entro trenta giorni dal concepimento; in pratica, dopo pochi giorni che una donna ha scoperto di essere incinta, e nella maggior parte dei casi prima di qualunque visita dal ginecologo. Quindi, per ottenere livelli di acido folico sufficienti, è necessario iniziare a prenderlo almeno un mese (ancor meglio alcuni mesi) prima del concepimento, e continuare nel primo trimestre. Non sembrano esserci controindicazioni se la gravidanza non arriva in breve tempo; anzi, pare che assumere l'acido folico per un anno e più prima del concepimento riduca le probabilità di parto prematuro.

Cin-cin

«Negli esseri umani è difficile provare che l'alcol abbia un effetto deleterio sui bambini nell'utero, anche quando ne vengono assunte quantità importanti». È la risposta di "Jama", una delle riviste mediche più autorevoli, a uno specialista che chiedeva quanto ci fosse da preoccuparsi che una paziente incinta di poche settimane si fosse scolata un litro di birra. Era il 1942, e l'alcol non era neppure all'orizzonte come possibile problema.

«L'alcol, in quanto tale, non è dannoso e non c'è bisogno di eliminarlo durante la gravidanza» scriveva una decina di anni dopo un manuale per specialisti. Oggi, sia pure con gradi diversi di rigidità, vino e alcolici in genere sono considerati da bandire al primo indizio di cicogna in arrivo: non solo non è sempre stato così, ma – per quanto difficile da credere o ricordare – c'è stato un tempo, non troppo lontano, in cui un bicchierino veniva considerato innocuo o perfino utile alla mamma e al bambino.

Nell'Ottocento, in Europa e negli Stati Uniti, i medici prescrivevano champagne (a pazienti facoltose, evidentemente) come rimedio contro la nausea, mentre un bicchierino di brandy e soda era considerato un valido stimolante dell'appetito. A Novecento inoltrato, flebo di alcol per via endovenosa venivano utilizzate come tentativo per bloccare un travaglio iniziato troppo prima del termine; e vino e alcolici erano ritenuti utili ricostituenti per riprendersi dalle fatiche del parto, oltre che per stimolare la produzione del latte (la birra, ma analcolica, è ancora oggi consigliata da alcune ostetriche). A onor del vero, almeno alcuni dei medici che davano questi consigli si preoccupavano anche di indicare che l'abuso poteva essere dannoso. Ad ogni modo, il clima generale era ben diverso da quello di oggi; poi, poco più di una generazione fa, il vento all'improvviso è cambiato. Come per molte altre scoperte della medicina, c'è un momento preciso a cui si può far risalire l'inversione di rotta.

Negli anni sessanta Paul Lemoine, un pediatra che lavorava a Nantes, in Bretagna, visitando i bambini nel suo ospedale si era accorto dell'esistenza di una sindrome di cui non aveva trovato riscontri nella letteratura medica: i bambini erano piccoli e presentavano ritardi nello sviluppo motorio, problemi comportamentali, malformazioni cardiache e, soprattutto, tratti del viso caratteristici, come testa piccola, naso piatto, occhi stretti, labbro superiore sottile e liscio... «Sembravano tutti fratelli!» ha scritto Lemoine raccontando la storia. Un giorno, discutendo con il personale del reparto di pediatria i casi di due di questi bambini, Lemoine venne a sapere che ad accomunarli c'era un fatto: le madri erano entrambe alcolizzate. In testa a Lemoine si accese la classica lampadina. Possibile che il *trait-d'union* tra tutti i bambini colpiti dalla strana sindrome fosse un abuso di alcol da parte delle madri durante la gravidanza? Senza perdere tempo il medico si mise a indagare tra i documenti relativi alla storia clinica di ciascuno, e i pezzi del puzzle sembrarono infine andare a posto: tutti i bambini affetti dalla sindrome misteriosa avevano avuto una madre che beveva pesantemente. Lemoine scrisse un rapporto dettagliato sull'ipotesi che l'alcol fosse la causa delle malformazioni in ben 127 dei bambini che gli era capitato di osservare. Ma l'articolo uscì nel 1968 su un'oscura rivista francese, e nessuno lo notò.

Cinque anni dopo, nel 1973, una vicenda simile capitò di nuovo, ma negli Stati Uniti. David Smith, professore di pediatria all'università di Washington ed esperto di difetti congeniti, una mattina di febbraio ricevette la richiesta di andare a visitare un gruppo di otto piccoli pazienti, dalle poche settimane di vita ai 4 anni. Anche a lui i piccoli fecero la stessa impressione che a Lemoine: due bianchi, tre neri e tre nativi americani, ma somiglianti come fossero parenti. Tutti nati da madri alcoliste. Smith e il suo assistente, Kenneth Jones, tirarono fuori le cartelle cliniche dei pazienti descritti in modo simile nel corso degli anni, e che non avevano ricevuto alcuna diagnosi in quanto nessuno sapeva cosa potessero avere. Ad accomunarli, di nuovo, c'era il fatto che le loro madri facessero abuso di alcol. Dopo aver controllato e ricontrollato quella che pareva un'osservazione troppo strana per essere vera, i due medici sottoposero un proprio articolo alla rivista medica "Lancet", che accettò di pubblicarlo di lì a una settimana. La *sindrome feto-alcolica*, come Smith e Jones l'hanno battezzata, divenne una diagnosi ufficiale, e da quel momento in poi la convinzione che bere durante la gravidanza possa causare danni seri al bambino si è diffusa, fino a diventare quasi un luogo comune.

La prima domanda che medici e specialisti, increduli, si fanno è: ma perché nessuno se ne era accorto? In verità, guardando al passato, non era la prima volta che difetti e malformazioni venivano collegati all'abuso di alcol in gravidanza. In Inghilterra, per esempio, c'era stata la cosiddetta *epidemia del gin*: quando il governo, a partire dal 1720, aveva abbassato le tasse sulla distillazione, il consumo di gin era aumentato vertiginosamente nel giro di pochi anni, fino a diventare la bevanda alcolica dei poveri al posto della birra. Le donne, in particolare, lo usavano allungato con l'acqua per "calmare i nervi", tanto che finì per essere chiamato *rovina delle madri*. Non solo il gin faceva strage di ubriachi per le strade di Londra e sembrava aumentare il crimine, ma aveva effetti deleteri sulle nuove generazioni, come lamentò, tra gli altri, l'autore di *Robinson Crusoe* Daniel Defoe. Anche se tale circostanza era stata registrata, al tempo e nei decenni successivi, in qualche modo il collegamento tra abuso di alcol da parte della madre e difetti nei figli svanì dalla coscienza della classe medica. Fino alla scoperta e all'ufficializzazione della sindrome feto-alcolica da parte di Smith e Jones.

A quel punto è esplosa una sorta di isteria collettiva nei confronti dell'alcol che – non tanto da noi quanto, per esempio, negli Stati Uniti – ha assunto quasi i toni di una crociata morale, più che di una presa di posizione basata su prove scientifiche. Lì non sono rare le segnalazioni di camerieri zelanti rifiutatisi di servire alcolici a una donna palesemente incinta. Da tonico e ricostituente durante la gravidanza e il puerperio, nel giro di pochi decenni l'alcol è diventato un veleno che, anche in dosi minime, potrebbe mettere a rischio la salute dei bambini; e perfino uno sporadico bicchiere di vino, o uno spumante con cui bagnare le labbra a un anniversario, ha cominciato ad essere percepito come una minaccia per la gravidanza. Finché non c'è più stato un livello di alcol ritenuto "sicuro".

Il ragionamento è che se bere in misura massiccia può causare seri problemi al bambino, bere in modo moderato provocherà problemi minori, ma sempre dei problemi. E allora perché rischiare: astenersi del tutto per nove mesi non sembra un grande sacrificio. E non lo è, oltre al fatto che il ragionamento ha un suo senso. Ma se, per amor di verità, andassimo a vedere cosa dicono davvero gli studi scientifici sugli effetti del consumo di quantità "normali" di alcol – mi riferisco al classico bicchiere a cena, o un aperitivo una volta ogni tanto – la questione si farebbe assai interessante.

Perfino riguardo alla sindrome feto-alcolica le cose sono più complesse di come appaiono. Nonostante la sua esistenza non venga messa in alcun modo in dubbio, ci sono ancora tante domande senza risposta intorno alla sua genesi. Si calcola che solo una minoranza delle donne che durante la gravidanza abusano di alcol, anche pesantemente, partorisca figli affetti dalle anomalie tipiche. Perché nella maggioranza dei casi l'alcol non dà luogo alla sindrome? Quali sono i meccanismi biologici attraverso cui talvolta, invece, produce effetti tragici e visibili? Come ha sottolineato Elizabeth Armstrong, una sociologa che ha analizzato l'evoluzione del dibattito su alcol e gravidanza nella società americana, spesso cade nel dimenticatoio il fatto che l'abuso di alcol quasi sempre va a braccetto con altri fattori: il fumo, la povertà e, a volte, la malnutrizione. E che lo stigma verso l'alcol in genere riflette più ampie preoccupazioni in seno alla società, come il ruolo della donna e la sua indipendenza, e il benessere delle generazioni future.

Ma, al di là degli aspetti sociologici, ci sono prove scientifiche che bere, anche poco, faccia male al bambino? Le risposte e le opinioni degli esperti a questa domanda tendono a diventare molto più nebulose. Mentre riguardo al fumo non ci sono grandi dubbi, e ogni studio che si succede all'altro continua ad aggiungere dettagli al quadro degli effetti negativi provocati dalle sigarette (mentre, anche se non è politicamente corretto rivelarlo, il consumo di cocaina sembra provocare danni inferiori a quelli temuti), per quanto riguarda l'alcol la situazione è più controversa: lasciando da parte il consumo pesante (che fa molto male), intorno a ciò di cui la stragrande maggioranza delle donne si preoccupa – un bicchiere di vino a cena una volta ogni tanto – non c'è grande chiarezza, dal momento che per uno studio che afferma che comunque possono esserci effetti dannosi ce n'è un altro che non li trova (o addirittura ne trova di positivi).

Alcuni studi negli animali suggeriscono che anche l'esposizione a piccole quantità di alcol da parte della madre abitui la prole al suo "gusto", e porti a preferirlo da adulti.

Le ricerche condotte sugli esseri umani sono, ovviamente, quelle che davvero ci interessano. Le più affidabili da un punto di vista metodologico paragonano donne che bevono diverse quantità di alcol, o nessuna, e i loro bambini. Quelle più ampie, in quanto hanno seguito il maggior numero di donne e bambini nel tempo, non hanno trovato differenze nell'intelligenza (misurata con i test per il quoziente intellettivo) o nel comportamento dei figli di donne che bevevano moderate quantità di alcol rispetto a quelle del tutto astemie. Altri studi mostrano l'opposto, ovvero che c'è una differenza: un effetto negativo, per quanto piccolo. Spesso, però, a far prendere con le molle le conclusioni sono questioni di metodo. In alcuni di questi studi, per esempio, una donna che beve tutti i giorni un bicchiere di vino e una che si ubriaca una volta a settimana con un litro figurano nello stesso modo, anche se è ovvio che non sia la stessa cosa: non lo è per il senso comune e neppure per la scienza, dato che l'alcol, per come viene metabolizzato dal corpo, ha probabilità molto diverse di arrivare al feto nel caso in cui se ne beva un bicchiere, o una bottiglia.

Di fatto, ad oggi, non si sa con sicurezza quanto alcol provochi quali effetti, e quando; e questo è il motivo principale per cui gli esperti ripetono che è meglio non bere durante la gravidanza. Se si dice che un bicchiere al giorno può andar bene, la preoccupazione è che poi qualcuna finisca per berne due o tre. Ma se uno non è un problema, tre potrebbero diventarlo. Il timore è comprensibile. Eppure, come ha scritto con un po' di ironia Emily Oster, non è il massimo ritenere che una donna non sia capace di decidere per se stessa, e che sia necessario imbrogliarla un po' per farle fare la cosa giusta. Conclusione che mi piace sottoscrivere: sapendo come stanno le cose, ciascuna può decidere da sola cosa fare – se, per prudenza, evitare anche un goccio di vino per tutti i nove mesi, o bere senza sensi di colpa un bicchiere ogni tanto.

C'è infine un'altra questione. Uno studio dopo l'altro tra quelli che abbiamo illustrato in questi capitoli, così come diversi altri, sembra puntare il dito sulle madri come prime responsabili della salute dei propri figli. Vero: ci sono comportamenti che senza dubbio costituiscono un rischio, e ciò che le mamme mangiano e bevono, e le sostanze che assumono, può influenzare la crescita e la salute dei loro bambini. Ma c'è un altro aspetto da considerare: è facile, pur con le migliori intenzioni, iper-semplificare e banalizzare queste ricerche, che messe in fila una accanto all'altra fanno l'effetto di una litania di possibili e incombenti conseguenze: stai attenta a questo, evita quello... Come se qualunque cosa una donna faccia (o non faccia) possa subito tradursi in un possibile danno o beneficio.

C'è già da farci i conti una volta che il figlio è nato. Ho visto, sul sito di un laboratorio di psicologia dello sviluppo, una curiosa vignetta con una mamma che rimugina su come incastrare, nella frenesia della vita quotidiana, le raccomandazioni per far crescere il figlioletto secondo le migliori indicazioni degli esperti. «Vediamo...» riflette, «guadagno tre punti per essermi alzata e avergli letto il libro alle 6:30 del mattino. Poi però mi sono arrabbiata quando ha rovesciato il latte, e sono meno due punti. Abbiamo passato un'ora e mezzo a fare i castelli di sabbia al parco e fanno quattro punti. Ma non ho riattaccato il telefono per ammirare il suo disegno e siamo a meno due. Però poi ho lasciato che mi aiutasse a preparare la cena e sono altri tre... che fanno sei. Più due per avere giocato ai pirati...». Sembrerebbe di poter estendere questo genere di calcoli mentali a quando il figlio è ancora nella pancia: "Ho mangiato il pesce e guadagno un punto, però poi non mi sono mossa dal divano e fa uno in meno...".

C'è una lunga tradizione di teorie che "incolpano" di qualcosa le madri, come quella (ampiamente smentita) secondo cui un atteggiamento troppo distaccato, tipico delle cosiddette *madri frigorifero*, provocherebbe l'autismo nei figli. Di recente alcuni ricercatori, sociologi e storici della medicina hanno sollevato il problema: la maggior parte degli studi ascrivibili al filone dell'origine fetale delle malattie è troppo preliminare per suggerire comportamenti nella vita quotidiana. Ma, soprattutto – oltre a quelli di esposizione nell'utero – ci sono tantissimi fattori che influiscono sulla vita futura, da quelli genetici a quelli ambientali, e il loro intreccio e peso relativo è qualcosa su cui oggi si può ancora dire ben poco; il che suona come un "non date la colpa alle madri".

Capitolo 4

Chi c'è lì dentro?

Sperimenta una vista magica dell'inizio della vita. Guarda il viso del tuo bambino prima che nasca. La tecnologia 3D e 4D mostra dettagli fotografici, in un ambiente tranquillo e confortevole.

Pubblicità del servizio di ecografie "Womb With a View"

Utero con vista

Il gel spalmato sul pancione, la sonda in mano al medico che cerca il punto giusto, l'apparizione sul monitor di qualche parte riconoscibile del bambino (spesso un piede o una mano) sono ormai fra i riti più classici della gravidanza: sono di solito le immagini ecografiche del piccolo cuoricino che batte nell'embrione di poco più di 20 giorni che rendono reale, per la maggior parte delle donne, e assai più di un test di gravidanza o di un esame del sangue, la gravidanza. Allora c'è davvero qualcuno lì dentro!

Eppure, fino a pochi decenni fa, quello dell'utero era un palcoscenico su cui non si era mai aperto il sipario. Su ciò che avveniva all'interno della pancia si è per secoli immaginato e fantasticato, ma come il feto si sviluppasse e crescesse è rimasto di fatto un mistero fino alla fine del Settecento.

Le poche rappresentazioni esistenti dal Medioevo in poi sono del tutto diverse una dall'altra, anche perché obbediscono a scopi differenti: ci sono il dipinto medievale che raffigura il Dio bambino dentro il ventre trasparente di Maria; la creatura schematica rappresentata da Scipione Mercurio nel 1642, nel primo manuale di ostetricia in italiano "volgare"; e una delle immagini più note, quella dei disegni di Leonardo: il feto raggomitolato dipinto nei fogli 18 e 19 dei suoi *Quaderni di Anatomia* è assai realistico e contiene pochissimi errori. Ne è corretta la rappresentazione all'interno dell'utero (per la prima volta raffigurato come costituito da una sola cavità) così come alcuni dettagli (come le dimensioni del fegato, in proporzione più grande nel feto che nell'adulto). Quella che invece è sbagliata è la raffigurazione della placenta, che Leonardo deve aver immaginato analoga alla placenta bovina, per lui più familiare.

Per secoli, fino alla fine del Settecento e oltre, le raffigurazioni di feto ed embrione sono state in genere quelle di un bambino in formato mignon, come se lo sviluppo avvenisse solo nelle dimensioni e non anche nella forma. Il chirurgo, anatomista e ostetrico inglese William Hunter, celebre a metà Settecento come assistente per i parti nell'alta società, elaborò in collaborazione con l'artista Jan Van Rymsdyk una serie di illustrazioni dell'utero umano durante la gravidanza: la maggior parte di esse era ricavata dalle dissezioni dei cadaveri di donne incinte giustiziate o da cadaveri rubati nei cimiteri, e l'atlante include immagini di aborti nelle prime fasi della gravidanza (una delle tavole più famose e scioccanti è quella del tronco sezionato di una donna: le gambe segate fino a metà coscia, e il bambino alloggiato nell'utero). Solo nel 1799 l'anatomista tedesco Samuel Sömmerring produsse la prima serie di immagini che descrivevano, in successione corretta, gli stadi dello sviluppo dell'embrione dall'uovo fecondato.

Ma, al di là delle immagini negli atlanti degli anatomisti, il contenuto dell'utero restava invisibile e misterioso sia per la maggior parte dei medici sia per le donne stesse, che si potevano convincere dell'esistenza di una creatura dentro il proprio corpo solo dai movimenti che avvertivano; tutto il contrario di oggi. Potremmo considerare inaugurata l'era del feto come essere "familiare" nel 1965, quando sulla copertina della rivista "Life", accompagnata dal titolo *Il dramma della vita prima della nascita*, è comparsa la foto di un feto di 18 settimane che galleggiava nel suo sacco come un piccolo astronauta nello spazio. A quelle immagini a colori – che in tre giorni fecero vendere 8 milioni di copie della rivista – l'autore, lo svedese Lennart Nilsson, aveva lavorato per 12 anni, come ha poi raccontato in diverse interviste.

Quelle rappresentazioni di embrioni, tanto vivide che sembrava di poterle toccare, diventarono emblematiche tanto che il feto-astronauta fu l'ispirazione per lo *starchild*, il bambino delle stelle della sequenza conclusiva di *2001 Odissea nello spazio*: Kubrick fece realizzare una scultura che somigliava proprio al feto fotografato da Nilsson, e curò maniacalmente l'illuminazione per ottenere l'effetto di quella creatura un po' umana un po' aliena sul cui significato si sono scervellati i critici. Il libro di Nilsson *A Child is Born*, che documenta con immagini in technicolor i 266 giorni della gravidanza, dal momento in cui l'uovo viene fecondato fino a quando il bambino nasce, è un bestseller in tutto il mondo. Alcune di quelle immagini stanno anche materialmente viaggiando nello spazio: insieme a musica, suoni e saluti in varie lingue, sono registrate sul Golden Record, un disco inserito a bordo delle sonde spaziali Voyager 1 e Voyager 2, lanciate nel 1977, come testimonianza della vita e della cultura terrestre.

Nilsson ha raccontato più volte che per produrle ha utilizzato attrezzature speciali: un endoscopio con un flash elettronico, e ottiche realizzate appositamente per lui. Alcuni degli scatti sono stati realizzati durante l'amniocentesi, e l'endoscopio è stato inserito insieme all'ago e a delle fibre ottiche che illuminavano "la scena". Nella maggior parte dei casi, però, per comporre le sue immagini Nilsson ha utilizzato embrioni di gravidanze extra-uterine rimossi chirurgicamente e feti abortiti, a volte strategicamente sistemati nelle pose di un bambino vivo (per esempio, nell'atto di succhiarsi il pollice) e illuminati in modo sapiente; fatto su cui Nilsson, e il gruppo editoriale per cui lavorava, hanno sempre sorvolato. Non è un caso che le sue foto siano state usate per scopi opposti: da parte dei promotori dell'educazione sessuale nelle scuole, specie in Svezia, come ausili didattici, e dagli attivisti nelle crociate anti-aborto negli Stati Uniti.

In anni più vicini a noi, lo stesso viaggio da uovo fecondato a bambino è stato documentato da Alexander Tsiaras, fotografo, giornalista e artista, che nel 2002 ha pubblicato un atlante dello sviluppo anatomico del feto intitolato *From Conception to Birth: a Life Unfolds*. Le immagini superdettagliate sono create a partire da dati di TAC e risonanza magnetica elaborati e "abbelliti" al computer. Anche questi feti, con i loro colori brillanti su fondo scuro, sono finiti in copertina su "Life" e numerose altre riviste, e le conferenze di Tsiaras, con i video di un mucchietto di cellule che in un minuto si trasforma in un embrione e poi in un bambino che nasce, ricevono milioni di click su YouTube.

Queste immagini artistiche, ma soprattutto quelle dell'ecografia, hanno contribuito in modo impensabile a dotare il feto, il bambino non nato, di una sua identità e personalità: la sua immagine è diventata un bene con un valore commerciale, che si può stampare sulle magliette o usare come decorazione sulle torte. Ormai l'ecografia non è più solo un esame medico per controllare che embrione e feto siano in salute, ma un simbolo stesso della gravidanza, un modo per vedere la faccia del bambino prima che sia nato. Negli anni settanta gli psicologi sostenevano che potesse essere un mezzo per favorire lo stabilirsi di un legame tra madre e figlio, anche se riesce difficile pensarlo considerando le immagini dell'epoca, male interpretabili da parte di un occhio non esperto. Via via che le immagini in 3D e in movimento sono diventate più *user-friendly*, è stato quasi impossibile non cedere alla tentazione di riconoscere atteggiamenti e somiglianze, e conservare l'immagine di lui o lei che si ciuccia il dito o sbadiglia. Il marketing ha cavalcato l'onda.

Se da noi, in genere, l'offerta commerciale più azzardata è quella del medico che, alla fine dell'esame, fornisce il cd con il film in 3D dell'ecografia morfologica, negli Stati Uniti si organizzano feste in cui parenti e amici, aperitivo alla mano, assistono all'ecografia. A volte la macchina arriva perfino a domicilio, dato che non sono studi medici ad offrire gli "eco-party" (per quanto, spesso, a gestirli siano gli stessi tecnici o radiologi che lavorano in clinica), ma negozi specializzati simili a studi di fotografia; capita anche che gli ecografisti siano proprio fotografi, privi di competenze mediche, ma a conoscenza dei rudimenti della tecnica ecografica. Fatta eccezione per il sesso del bambino, agli operatori è vietato fornire diagnosi o informazioni mediche, e la raccomandazione è che le donne si sottopongano a ecografie "di intrattenimento" solo dopo che l'esame fatto da un medico abbia assicurato che la gravidanza procede in modo regolare. Non è difficile immaginare situazioni in cui il clima possa virare da festoso a tragico, ma sono molte le coppie che evidentemente non si fanno scoraggiare da un simile timore, e che anzi affollano, dalla California alla Florida, le sale d'attesa di shop ecografici e catene come Peek a View, Miracles Imaging, Baby Faces and More o, il nome che trovo più azzeccato in assoluto, Womb With a View: "utero con vista".

Dal sonar ai cartoni animati

Quando a un presidente della società inglese dei ginecologi e ostetrici fu chiesto quali, secondo lui, fossero state le tre innovazioni più significative introdotte nel ventesimo secolo nella sua specialità, la sua risposta fu: l'ecografia, l'ecografia e l'ecografia. Un impatto sulla medicina e sulla società largamente imprevisto dagli stessi pionieri della tecnologia, che pure avevano intuito la potenzialità immensa di uno strumento per "vedere" all'interno del corpo.

L'ecografia è, in sostanza, una macchina basata sugli ultrasuoni: le onde sonore penetrano nell'addome materno e, quando arrivano al feto, vengono in parte riflesse, cioè tornano indietro come un'eco. L'apparecchio trasforma i suoni riflessi in immagini visibili su un monitor.

Le prime macchine basate sugli ultrasuoni furono inventate a inizio Novecento, e servivano per misurare la distanza sottacqua. Un americano aveva infatti messo a punto un congegno basato sulle onde sonore per avvistare gli iceberg; all'inizio fu considerato di nessuna utilità, ma nel 1912 – un mese dopo il naufragio del Titanic – diventò evidente che a qualcosa potesse servire, e venne brevettato. Iniziarono a lavorarci i militari, con l'obiettivo di creare una macchina con cui dare la caccia ai sottomarini, e alla vigilia della prima guerra mondiale era pronto un sistema funzionante, in grado di rivelare anche la presenza di iceberg (ma non la loro direzione precisa) nel raggio di tre chilometri: fu battezzato *sonar*, "SOund, NAvigation and Ranging". In quegli anni gli ultrasuoni cominciarono ad essere utilizzati anche per scoprire le falle e i difetti nel metallo (per esempio negli scafi delle navi) e come terapia: negli anni venti il fisico francese Paul Langévin si era accorto che gli ultrasuoni ad alta intensità erano in grado di distruggere un banco di pesci in mare, e da lì nacque l'idea di utilizzarli per "bombardare" tessuti del corpo umano – tanto che, negli anni quaranta, gli ultrasuoni avevano un impiego come trattamento in tutti i settori della medicina, dall'artrite all'ulcera, dall'eczema alle emorroidi.

Solo sul finire degli anni quaranta iniziarono le ricerche per sfruttare gli ultrasuoni non come cura, ma come strumento di diagnosi. All'inizio si trattò di esperimenti sulla possibilità di localizzare i calcoli presenti nei vari organi sfruttando l'eco delle onde sonore da essi riflesse (e la loro differenza rispetto all'eco riflessa dai tessuti che li circondavano). Poi John Wild, un chirurgo inglese emigrato negli Stati Uniti alla fine della seconda guerra mondiale, riuscì a costruire una delle prime macchine per diagnosticare i tumori, dopo aver osservato che il tessuto maligno rifletteva le onde in una maniera caratteristica che consentiva di distinguerlo da quello sano. Le immagini dell'epoca mostrano apparecchiature complicate e ingombranti montate su una vasca da bagno (per sottoporsi all'esame si doveva stare immersi nell'acqua). Ad assistere a una conferenza sull'invenzione di Wild, nel 1954, c'era Ian Donald, un brillante ginecologo scozzese con il pallino delle novità: gli venne subito in mente che un campo in cui gli ultrasuoni potevano essere applicati alla perfezione era l'ostetricia.

Donald era stato nell'aviazione inglese durante la seconda guerra mondiale, e aveva imparato a maneggiare radar e sonar. Fece i suoi primi esperimenti a Glasgow, dove aveva assunto l'incarico di professore, con una di quelle macchine industriali usate per controllare l'integrità degli scafi delle navi nei cantieri (la città al tempo ne era piena); provò a saggiare le diverse densità dei tessuti con campioni di fibromi, cisti e, per controllo, bistecche. Ma non si vedeva niente, e i primi risultati furono deludenti. Nel 1958, però, al di là di ogni aspettativa, arrivarono le prime prove che la macchina potesse davvero funzionare. Tra i primi casi risolti ci fu quello di una donna che stava per essere sottoposta a un intervento chirurgico per la rimozione di quello che i medici pensavano fosse un grosso fibroma uterino. Donald si accorse, grazie alla sua macchina ecografica, che il fibroma in questione era in realtà un feto di 14 settimane: la donna non aveva nessun tumore, era incinta. L'anno successivo Donald scoprì che si poteva ottenere un'eco chiara e ben contraddistinta anche della testa di un feto nel pancione. Era l'inizio dell'ecografia ostetrica.

Le prime macchine producevano tracciati con picchi e valli più simili a un elettrocardiogramma che a un'ecografia come la intendiamo oggi. Poi fu trovato il sistema per convertire quei tracciati in immagini più facilmente interpretabili, anche se l'ecografia rimane arabo per l'occhio non esperto. La rivoluzione che ha reso le immagini davvero accessibili a tutti è stata il *rendering* che, partendo da quelle piatte e bidimensionali, ha consentito di ricostruire il volume, e quindi visualizzare il feto in tre dimensioni. I software utilizzati per produrre questa magia provengono dal mondo della grafica computerizzata e del cinema di animazione: sono stati inventati dai fondatori della casa di produzione Pixar. L'immagine del bambino dell'ecografia 3D, insomma, deve molto ai creatori di Nemo e Buzz Lightyear!

Alcuni anni dopo queste scoperte, un medico americano ascoltò per la prima volta il battito cardiaco di un feto sfruttando l'effetto doppler (quello per cui il suono della sirena di un'ambulanza ci appare diverso a seconda che si avvicini o si allontani) e lo paragonò, come di solito fa chi lo ascolta per la prima volta, a «un cavallo al galoppo». Di lì a poco, grazie all'ecografia, si iniziò a studiare la gravidanza dall'inizio alla fine (comprese le sue complicazioni), misurare il feto, studiarne il cuore, indagarne anomalie e malformazioni, ed eseguire, sotto la guida delle immagini ecografiche, procedure altrimenti impossibili (come il prelievo del sangue fetale o l'amniocentesi). Con gli anni ottanta, e con lo sviluppo della biometria fetale, le varie misurazioni che l'ecografia consentiva di applicare al feto per stabilirne la crescita divennero lo standard. Le sigle che si trovano sulle immagini ecografiche non sono altro che gli acronimi in inglese di queste misure: il diametro biparietale (BDP), la lunghezza vertice-sacro (CRL), la circonferenza addominale (AC), la lunghezza del femore (FL), e molte altre, che via via sono entrate nell'uso comune o sono state abbandonate perché di scarso significato; anche le stime del peso del feto, basate sull'elaborazione al computer delle misure ecografiche (e spesso clamorosamente sbagliate, specie per quanto riguarda le previsioni sul peso del bambino alla nascita) sono nate così.

Le prestazioni sempre più perfezionate delle macchine ecografiche hanno aperto la porta anche a tutto il settore della diagnosi prenatale, ovvero, in fasi sempre più precoci della gravidanza, allo studio di anomalie congenite che non si sapeva neppure esistessero. L'ecografia alla ventesima settimana, quella che viene comunemente chiamata *morfologica*, è diventata in tutto il mondo – ovunque siano disponibili macchine ecografiche – lo standard delle cure in gravidanza, quella da cui i genitori attendono speranzosi il responso che tutto sta andando bene. E, andando sempre più a ritroso nella ricerca di possibili segni da cui poter diagnosticare eventuali anomalie, le misure ecografiche del feto a partire da 11 settimane di gravidanza (in particolare del piccolo ispessimento alla base della nuca) sono diventate la base del test che oggi viene sempre più spesso proposto per uno screening precoce della sindrome di Down e di altre, più rare, sindromi cromosomiche.

Via via che si diffondono, e che diventano un esame di routine durante tutta la gravidanza, le immagini ecografiche portano inevitabilmente nuovi problemi per i medici, e ansie inedite per i genitori: l'anomalia osservata sarà un problema reale del bambino o solo un prodotto dell'immagine? E se anche fosse presente, che influenza avrà sulla sua salute? C'è una storia di ormai più di vent'anni fa, quando l'ecografia era meno accurata di oggi ma già ampiamente di routine, che mi ha commosso la prima volta che l'ho letta, e che mi torna spesso in mente. Natalie Angier, giornalista del "New York Times", racconta del calvario – così lo definisce lei stessa nell'articolo – vissuto quando a una normale ecografia di controllo, durante la prima e molto attesa gravidanza, i medici le comunicarono che la sua bimba era affetta dal cosiddetto *piede equino*: un nome orrendo per un difetto non mortale, ma che avrebbe comunque condannato sua figlia a un'infanzia di sedute di fisioterapia e interventi chirurgici per farla camminare in modo normale. Dopo altre visite, consulti ed esami che confermarono la deformità del piedino, la Angier e il compagno trascorsero i restanti mesi della gravidanza preparandosi al peggio, leggendo in preda all'ansia tutta la letteratura disponibile su conseguenze e rimedi possibili finché, puntuale a nove mesi, nacque una bimba perfetta, senza alcuna traccia di piede equino. Come era stato possibile che i medici avessero fatto un errore simile, vedendo una deformità dove non c'era? Nessuno ha saputo dare una risposta definitiva: forse il piede equino c'era e si è corretto da solo nel corso della gravidanza; forse l'ecografia è stata interpretata male; forse, come alla madre piace immaginare, la sua bambina dai piedi snodati stava sognando di essere una ballerina, e si preparava per la danza della vita.

Parla con lui

Fino a non molto tempo fa l'utero era paragonato a una scatola buia e ovattata in cui il feto se ne stava rinchiuso e protetto, all'oscuro del mondo. Più di recente questa immagine si è del tutto ribaltata: lungi dall'essere passiva e priva di stimoli, quella del feto nell'utero della madre si è rivelata una vita ricca di attività e stimoli, all'insegna dell'apprendimento.

Una volta dissi alla dottoressa che mi seguiva per la gravidanza della mia seconda figlia che mi sembrava di sentirla muovere molto poco. «Non la senti neanche ora?» mi chiese iniziando a manovrare la sonda. «Niente» risposi. «Non riesco a inquadrarla per quanto sguazza» fu il suo commento. Di tutto quel trambusto, a parte tocchi lievi e occasionali, io non avevo alcun sentore. E non sono l'unica: pare che anche dopo la sedicesima o diciottesima settimana di gestazione, quando la maggior parte delle donne inizia a sentire (sotto forma di uno sfarfallio che le prime volte non si è neppure sicure di riconoscere) i movimenti del piccolo nella pancia, ne vengano percepiti solo una piccola parte, forse non più del 15-20 per cento.

Ma le immagini ecografiche mostrano che il feto, o meglio l'embrione, non è immobile già a partire dalle 7 settimane di vita, e che in una ventina di giorni acquisisce un ricco repertorio di movimenti, una specie di danza lenta di tutto il corpo, con "scosse" di trasalimento simili a quelle di quando prendiamo uno spavento. Per prima cosa comincia a piegare la testa di lato. Di lì a poco iniziano i movimenti generalizzati. E poi il singhiozzo, a volte così forte che tutto il corpo ne è squassato. A seguire, i movimenti degli arti; i primi contatti, accidentali, delle mani sul viso; stiramenti e sbadigli al giungere delle 12 settimane. Il feto cambia di continuo posizione nell'utero: nella prima parte della gravidanza fino a venticinque volte in un'ora! In seguito, quando lo spazio a disposizione diminuisce, tende a muoversi meno, in un lasso di tempo che copre il 10-30 per cento della giornata, soprattutto la sera. Se riesce a puntare un piede contro la parete dell'utero può perfino fare una capriola. I suoi movimenti sono simili allo sgambettare e allo smanacciare dei neonati, anche se più agili: un bambino appena nato, infatti, torna ad essere impacciato, dovendosi abituare a vivere in un ambiente diverso da quello acquatico della pancia, e solo a 3-4 mesi riacquista le stesse competenze di quando era un feto di 5-6. Un neonato, come osservato da una ricercatrice, non fa niente di nuovo: tutti i suoi comportamenti sono comparsi a un certo punto della sua vita fetale. Tra l'altro, per quanto riguarda il movimento, tra i feti vige la parità dei sessi: mentre è vero che i bambini piccoli tendono ad essere più scatenati delle bambine – luogo comune confermato anche dai ricercatori – non ci sono differenze tra feti maschi e femmine.

Con lo studio ecografico si è iniziato a capire che l'assenza o l'anomalia di quella caratteristica danza nell'utero è un segnale precoce che qualcosa non va nello sviluppo neurologico del bambino; tutto quel muoversi e dimenarsi, a partire dai muscoli della respirazione (che pure non vengono utilizzati, perché nell'utero non c'è aria da respirare) sembrano, insomma, costituire un allenamento in vista della nascita. Per esempio, proprio il piede equino diagnosticato in modo erroneo alla bambina della giornalista del "New York Times" sembra, in alcuni casi, legato all'assenza di movimento. Sempre osservando il comportamento del feto attraverso l'ecografia, inoltre, i ricercatori hanno scoperto diverse altre curiosità. L'essere destrimani o mancini sembra si determini nell'utero già alla decima settimana: il 90 per cento dei feti muove di più il braccio destro del sinistro e, da quando inizia a succhiare il pollice, solo il 10 per cento dei feti preferisce il sinistro, la medesima proporzione che c'è tra destrimani e mancini negli adulti. Potrebbe essere il fatto di utilizzare una mano più dell'altra a condurre alla specializzazione dei due emisferi del cervello, e non il contrario.

Con l'ecografia sono stati colti i primi sorrisi del feto, a partire dai 5 mesi, anche se con ogni probabilità si tratta solo di esercizi, perché il vero sorriso sociale, quello che avviene in risposta a un'interazione, compare solo circa 2 mesi dopo la nascita. Non sembra invece che il feto nel pancione si dedichi a quella che è una delle sue attività principali una volta nato: piangere. È stato osservato un comportamento, con uno schema di inspirazione ed espirazione tipico, che potrebbe somigliare a un pianto, ma anche se lo fosse sarebbe un pianto "silenzioso", perché nell'utero manca l'aria per produrre un suono udibile.

Affascinanti ricerche su come il feto si muove e su ciò di cui è capace sono state svolte di recente proprio in Italia, all'ospedale Burlo Garofolo di Trieste. I ricercatori hanno sviluppato un software per ricostruire un profilo dettagliato del movimento del feto dalle immagini ecografiche, una vera e propria analisi cinematica del movimento. Hanno così visto che il bambino affina nel tempo, durante la gestazione, la sua capacità di raggiungere un certo bersaglio, come se da un certo punto in poi avesse imparato cosa sia più conveniente fare; a partire dalla ventiduesima settimana, per esempio, i ricercatori hanno osservato i piccoli decelerare il movimento del braccio quando sfiorano l'occhio rispetto a quando toccano la bocca, avvertiti dall'esperienza (questa è l'ipotesi) che l'occhio è delicato e va toccato in modo più dolce rispetto alle labbra. Osservando così alcune coppie di gemelli nel pancione hanno anche concluso – cosa ancora più incredibile – che i due sembrano cercarsi e toccarsi di proposito, e non semplicemente perché si trovino gomito a gomito in uno spazio ristretto. Non solo: analizzati al computer, i movimenti rivelano che i gesti che ciascuno dei due "inquilini" indirizza al gemello sono più lenti e delicati di quelli rivolti a loro stessi o all'utero, le pareti di casa. Come se ci fossero, insomma, l'intenzione e la consapevolezza che il gemello è un target "speciale" e non un semplice ingombro fisico: un altro rispetto a sé, con cui instaurare una relazione sociale.

Tra i sensi, l'unico che probabilmente non ha molte possibilità di svilupparsi nel feto è la vista, perché la luce arriva solo filtrata dallo spessore dei tessuti del corpo e dei vestiti della mamma. Ma il feto è sensibile al tatto, che è anche il primo senso a svilupparsi. A 12-14 settimane di gestazione il bambino può rispondere alle sensazioni su tutto il corpo, ad eccezione della sommità della testa, che rimane insensibile fino al momento del parto. A 16 settimane può sentire i sapori che gli arrivano attraverso il liquido amniotico, che inghiotte già da alcune settimane (alla fine della gravidanza ne beve un litro al giorno), e mostrare le sue preferenze. Quando poi a 24 settimane il tappo di muco che ostruisce il naso del bambino si dissolve, e il fluido amniotico raggiunge le cellule olfattive da poco formatesi, potrà sentire anche gli odori. Se la madre ha mangiato qualcosa di dolce inghiotte di più rispetto a quando gli arriva del sapore amaro. In un articolo di trent'anni fa alcuni ricercatori israeliani riportarono lo strano caso di quattro bambini nati all'ospedale di Tel Aviv: appena partoriti odoravano di fieno greco, curry e cumino, e le ostetriche si preoccuparono tantissimo. L'odore forte e pungente del liquido amniotico segnala spesso una malattia o un'anomalia del metabolismo. Ma il mistero fu subito risolto: le madri, poche ore prima del parto, avevano mangiato dei piatti tradizionali della cucina ebraica e yemenita, ricchi di spezie, e il liquido amniotico ne era impregnato. È anche per questo che a volte viene raccomandato alla madre di non mangiare cibi troppo saporiti, speziati o puzzolenti, che – si ipotizza – potrebbero dar fastidio al gusto "delicato" del bambino.

Sul fatto che i sapori e gli odori di quello che la madre mangia arrivino al bambino non c'è alcun dubbio, ma che gli diano fastidio è tutt'altro che scontato. Anzi, sembrerebbe che il gusto del bambino, e la sua preferenza per alcuni cibi, si formino proprio mentre è nell'utero, anche se molti altri fattori contribuiscono una volta che è nato.

Julie Mennella, psicologa del Monell Chemical Senses Center di Philadelphia, dove si studiano i sensi del gusto e dell'olfatto, ha condotto dei curiosi esperimenti per testare come si formi il gusto. Per esempio, ad alcuni volontari è stato chiesto di annusare campioni di liquido amniotico (e poi di latte) di donne che avevano consumato nelle ultime settimane di gravidanza delle pasticche aromatizzate all'aglio, oppure insapori. Senza alcuna difficoltà, questi sommelier dilettanti hanno riconosciuto la presenza dell'aglio e diversi altri gusti, dalla carota alla vaniglia, dall'anice alla menta. I ricercatori hanno anche videoregistrato i piccoli: quando veniva loro offerto latte "profumato" all'aglio, i neonati delle madri che avevano mangiato l'aglio mostravano di gradirlo, mentre gli altri facevano le boccacce e cercavano di rifiutarlo. La stessa cosa è avvenuta facendo le prove con altri "sapori". I neonati che hanno già assaggiato il cibo, attraverso la madre, sembrano riconoscerlo e gradirlo di più.

Purtroppo, anche se in questo caso si tratta di esperimenti sui topi, sembrerebbe vero anche qualcos'altro: abituati al cibo-spazzatura (grasso, sapido, fritto) mangiato dalla madre durante la gravidanza, i figli svilupperebbero una specie di dipendenza da quegli stessi cibi. È facile far lavorare la fantasia nel leggere i risultati di questi esperimenti, e dedurre che basti sacrificarsi mangiando zucchine o spinaci per qualche mese durante la gravidanza per garantirsi anni di vita facile con bambini amanti delle verdure; o che, al contrario, basti esagerare un po' con cioccolata e patatine per avere bambini golosi a vita. Di certo non sono gli unici fattori che contano, ma vale la pena pensarci.

L'interno dell'utero è tutt'altro che silenzioso, lo si è capito grazie a studi effettuati introducendo dei microfoni all'interno della pancia, sia di donne (al momento della rottura delle acque) sia di animali. Le pulsazioni del cuore della madre sono il sottofondo costante, insieme ai rumori di stomaco e digestione, che accompagna la vita del feto nell'utero, e sembrano essere il suono in assoluto preferito dai neonati: si è visto che il neonato si calma se ascolta un cuore che batte al ritmo di 72 battiti al minuto, e si agita se la frequenza aumenta fino a oltre 120 battiti. In un altro esperimento i bambini che ascoltavano il tic-tac di un cuore si sono addormentati meglio di quelli cullati da un metronomo con il medesimo ritmo, o da una ninnananna.

Subito dopo il battito cardiaco, il secondo stimolo preferito dai neonati è la voce della madre. Si può avere un'idea di quello che il feto sente se si parla tenendo una mano davanti alla bocca: è molto probabile che le singole parole non siano distinguibili, ma di certo lo sono il ritmo, l'intonazione e il timbro, i suoni a bassa frequenza più di quelli ad alta frequenza, le vocali più delle consonanti. Nei primi esperimenti, effettuati all'interno di una stanza insonorizzata, ai neonati di poche ore di vita veniva dato un ciuccio collegato a un interruttore e a un convertitore, in grado di misurare il ritmo di suzione. A seconda che il neonato succhiasse con più o meno vigore, l'interruttore collegato al ciuccio gli permetteva di ascoltare uno stimolo diverso. I ricercatori hanno osservato che i bambini imparavano in fretta ad adattare il ritmo di suzione per ascoltare la voce della mamma rispetto a quella di altre donne. Dato che gli esperimenti si erano svolti a poche ore dalla nascita, il ragionamento porta inevitabilmente alla conclusione che i neonati debbano imparare a riconoscere la voce della madre già nell'utero. È stato anche osservato che, una volta nati, preferiscono ri-ascoltare una fiaba che nell'ultimo trimestre di gravidanza è stata letta loro tutti i giorni, rispetto a una diversa mai ascoltata; e lo stesso vale per la musica sentita mentre erano nella pancia, rispetto a un'altra nuova e diversa, che si trattasse di canzoncine per bambini o della sigla della *soap opera* preferita dalla madre.

Tutto ciò implica, secondo i ricercatori, che il feto debba avere almeno un minimo di memoria (per ricordare di essere già stato esposto allo stimolo) e di capacità di attenzione. Insomma, detto in parole povere, che sia capace di imparare, e che arrivi al mondo avendo frequentato nella pancia una sorta di scuola pre-natale. Per un po' di tempo si sono nutrite aspettative perfino esagerate sulle capacità del feto: se è capace di imparare, si è pensato, è allora possibile intervenire fin dai primi mesi di gestazione per "insegnargli" qualcosa, e farlo nascere con una marcia in più. Alla fine degli anni ottanta in America uscì un libro, *How to Have a Smarter Baby* ("come avere un bambino più intelligente"), con un programma di esercizi che partivano dalla gravidanza. In quegli stessi anni uscì anche un gadget, il cosiddetto *pregafono*, per permettere alla madre di parlare con il bambino: un aggeggio di plastica da appoggiare sulla pancia in grado di amplificare la voce della madre. «*Unborn get calls on Pregaphone*», titolava un articolo su un piccolo quotidiano della Florida: i non-ancora-nati ricevono chiamate con il pregafono.

Ancora oggi esistono programmi di lezioni pre-natali che promettono di stimolare il bambino nella pancia e farlo venire al mondo "più preparato"; ma non c'è nessuna prova scientifica seria che servano a qualcosa. E, in più, di fatto somigliano molto a quello che molte mamme e papà fanno di solito, e senza partecipare ad alcun corso: accarezzare il pancione, parlare al bambino e invogliare un eventuale fratellino o sorellina a familiarizzare con lui.

Capitolo 5

Non stressatevi (se potete)

È vero che la comunicazione del cervello della madre con quello del suo bambino ha talvolta cattive conseguenze allorché le madri si lasciano sorprendere da qualche passione violenta.

Nicolas Malebranche, 1674

Gli esperimenti della natura

Di quella sera di aprile ricordo (e ancora oggi mi pare un fatto incongruo) che ero intenta a provare una ricetta che prevedeva, tra gli ingredienti, della cipolla di Tropea caramellata. Era da poco passato il periodo più brutto delle nausee e mi era venuta voglia di cucinare qualcosa di diverso e appetitoso. Mia figlia, che aveva un po' di febbre, era seduta sul divano a guardare i cartoni animati. Non so perché, ma a un certo punto mi è venuto spontaneo affacciarmi dalla cucina; non ho visto la sua testolina bionda spuntare dallo schienale, ho fatto pochi passi con uno strano presentimento e l'ho trovata sdraiata sui cuscini. Aveva gli occhi semiaperti, e quando le ho toccato la fronte l'ho sentita rovente. L'ho tirata su, ho cominciato a scuoterla e a chiamarla ma non mi rispondeva. Guardava oltre di me come se non mi vedesse, e sbavava. Credo di aver chiamato mio marito, che era in giardino, perché qualche istante dopo è comparso sulla porta, ma non ricordo di averlo fatto. So solo che ci siamo guardati, e senza che nessuno dei due abbia detto qualcosa (è improbabile, ma è così che la scena mi si è fissata in mente) ci siamo ritrovati a correre verso la macchina diretti al pronto soccorso. In quel quarto d'ora interminabile, trascorso facendo lo slalom nel traffico del venerdì sera con mia figlia incosciente tra le braccia, ricordo che continuavo a urlare «di' "mamma", rispondimi» e di aver sentito a un certo punto, con un filo di voce, pronunciare «mamma». All'arrivo in ospedale parlava di nuovo, e secondo i medici quello svenimento che a me era apparso il preludio di qualcosa di terrificante era una forma atipica di convulsioni dovute alla febbre alta.

Mentre, un'ora dopo, la guardavo dormire tranquilla nel lettino dell'"hotel-ospedale", come lei stessa aveva finito per chiamarlo dopo i pianti per convincerla a rimanere, mi è venuto il pensiero dell'altra bimba, che avevo nella pancia: si era accorta del mio spavento? Aveva sentito i segni di quella tempesta che mi aveva attraversato corpo e mente durante quei minuti interminabili? *Le avevo fatto in qualche modo del male?*

Nel corso dei secoli, in varie forme, ha sempre resistito l'idea dell'impressionabilità del feto, ovvero che quello che la madre vede o sente – le emozioni o i desideri che prova – possano trasmettersi e rimanere stampati nella mente o nel corpo del bambino. Le nascite mostruose (le *chimere*, come venivano chiamate) nei secoli scorsi erano attribuite a uno spavento subito dalla madre; secondo i racconti dell'epoca, nel 1610 a Praga una donna che aveva visto squartare un vitello mentre era incinta aveva dato alla luce un bambino con le viscere che fuoriuscivano dall'addome; il caso di un neonato con un'escrescenza sul petto era stato attribuito allo spavento della madre, a cui si era infilata una lucertola nel vestito poco prima di partorire. Credenze che si trovano ancora oggi nella cultura popolare, mischiate a quelle sulle "voglie" della mamma che, se lasciate insoddisfatte, imprimono un segno indelebile sulla pelle del bambino.

Ora sono i ricercatori a studiare gli effetti, sul feto, delle emozioni provate dalla madre durante la gravidanza. Non si parla di spaventi bensì di *stress*, una categoria quanto mai ampia che va dalle esperienze estreme, come i traumi che mettono a rischio la vita, al logorio della vita fino alle ansie di vario genere. Un fenomeno molto difficile da studiare, innanzitutto proprio per la difficoltà di definire e misurare ciò che costituisce lo "stress". Di certo lo sono, quando capitano, eventi come la perdita del lavoro o della sicurezza economica, una separazione o, ancor di più, un lutto familiare. Secondo uno studio che ha esaminato i dati di oltre un milione di nascite in Danimarca, nel corso di due decenni, le donne che hanno perso un parente stretto o assistito al grave decorso della malattia di un familiare, hanno avuto bambini che alla nascita pesavano meno di quelli delle donne cui non erano capitati lutti o malattie. Si parla di 30 grammi in media: sembrano niente, ma si tratta di una differenza significativa se misurata su centinaia di migliaia di neonati. Un altro effetto osservato in diversi studi è una maggiore probabilità di avere un parto prematuro per le donne che hanno subito un forte stress di qualche tipo.

Varie catastrofi naturali sono state sfruttate dai ricercatori come esperimenti naturali irripetibili per indagare sullo stress durante la gravidanza. Per esempio, il terremoto di magnitudo 6,8 della scala Richter (quello dell'Aquila del 2009, per fare un paragone, è stato di magnitudo 5,8) che colpì nel 1994 Northridge, una cittadina a nord di Los Angeles. I dati sulle donne incinte che hanno avuto esperienza del terremoto trovano un aumento degli stessi rischi osservato in precedenza: parto prematuro e basso peso del bambino alla nascita. Un devastante terremoto avvenuto in Cile nel 2005 ha permesso di studiare gli effetti dello stress in diverse fasi della gestazione: è soprattutto quello all'inizio gravidanza che sembra influire di più sulle nascite premature e il peso scarso, e addirittura influenzare il rapporto tra i sessi, facendo nascere meno maschi di quelli che ci si aspetterebbe di norma.

Secondo un'indagine epidemiologica che ha analizzato i dati sulle nascite e gli aborti spontanei nella zona di New Orleans e Baton Rouge quando furono colpite nel 2005 dall'uragano Katrina prima, e un mese dopo dall'uragano Rita, circa la metà dei bambini persi durante la gravidanza dalle donne che vivevano nelle aree più colpite può essere attribuita direttamente agli effetti dello stress derivante da quel disastro.

Oltre alle conseguenze sui nascituri dirette e immediate, i ricercatori cercano di capire se lo stress ne porti altre, più avanti. Uno degli eventi su cui, ad oggi, si sono accumulati più dati è una catastrofe meteorologica nota come *la grande tempesta di ghiaccio* che si abbatté nella regione di Montreal, in Canada, nel gennaio del 1998: un fronte eccezionale di perturbazioni provocò una delle peggiori ondate di gelo del secolo, e l'intera città, come la regione circostante, rimasero paralizzate da uno strato di ghiaccio spesso alcuni centimetri che impediva qualunque spostamento o attività. Le migliaia di alberi caduti misero fuori uso la rete elettrica, e quasi tre milioni di persone si ritrovarono al buio, senza riscaldamento e non raggiungibili. Per la maggioranza della popolazione si trattò di cinque o sei giorni, ma per alcune famiglie il black-out e l'isolamento durarono oltre un mese.

Cinque mesi dopo l'evento un gruppo di ricercatori della McGill University ebbe l'idea di arruolare in uno studio le donne che in quel momento aspettavano un bambino. Il progetto si chiama proprio Project Ice Storm, "tempesta di ghiaccio", e da allora circa cento famiglie vengono seguite e monitorate nel tempo per vedere se "i figli della tempesta" portano qualche traccia dell'esperienza sperimentata dalle madri; quelli che allora erano feti oggi sono adolescenti, e i risultati delle osservazioni su di loro continuano a fioccare sulle riviste scientifiche. A scorrere la lista delle pubblicazioni del Project Ice Storm non c'è da star tranquilli: il dato su quei bambini conferma quello che molti altri studi sullo stress hanno riscontrato, ovvero che peggiore è stata l'esperienza per la donna (i ricercatori cercano di darne una misura oggettiva, in base al numero di giorni in cui è rimasta senza elettricità, o soggettiva, in termini di sintomi da stress post-traumatico manifestati in seguito) meno pesava il bambino alla nascita. Ma l'esposizione allo stress prenatale di quel disastro naturale sembra associata a molte altre conseguenze: ritardi nello sviluppo motorio, cognitivo e linguistico, disturbi del comportamento, asma, obesità... e con loro stessa sorpresa, come ha dichiarato Suzanne King, responsabile del progetto, i ricercatori hanno continuato a vedere gli stessi effetti con il passare del tempo, quando i bambini erano alle soglie dell'adolescenza, e nonostante per la maggior parte appartenessero a famiglie con un buon reddito e dedite alla cura dei figli, piuttosto che a ceti disagiati (in cui è più frequente trovare bassi punteggi nei test scolastici o sul quoziente intellettivo).

Uno degli studi più recenti condotto su quei bambini nell'ambito del Project Ice Storm ha osservato, nel loro DNA, una "firma": una traccia, in termini di alterazione epigenetica, tanto più forte quanto maggiore è stato lo stress subito dalla madre.

Uno stress che tutti possiamo facilmente immaginare è quello subito da chi si trovava sulle torri gemelle o nei loro paraggi l'11 settembre 2001. Quando, alle 8:46, ora locale di New York, i due aerei dirottati si schiantarono contro i piani alti degli edifici del World Trade Center, tra le decine di migliaia di persone nella zona c'erano anche circa 1700 donne incinte. Mentre guardava in preda all'orrore ciò che stava accadendo, la psichiatra ed esperta di disturbi da stress Rachel Yehuda rifletteva sulla possibilità di studiare l'impatto della catastrofe sulle persone, come ha poi confessato in un'intervista ad Annie Murphy Paul (che ne parla nel suo libro *I 9 mesi decisivi*). Yehuda ha documentato gli effetti dello stress provocato da tragedie come l'olocausto e la guerra del Vietnam sia sui sopravvissuti in generale, sia sulla popolazione "particolare" delle donne incinte esposte al trauma e dei loro figli. Tra quelle di loro che al momento dell'attentato si trovavano sulle torri gemelle, o lì vicino, Yehuda e colleghi ne hanno rintracciato e arruolato per lo studio varie decine: alcune madri, come prevedibile, avevano iniziato a soffrire di disturbo post-traumatico da stress. Quando è sottoposto a uno stress estremo il corpo dà il via a una cascata di reazioni per superare la situazione, governata dal cosiddetto *asse ipotalamo-ipofisi-surrene*. L'amidgala, la zona del cervello che avvisa il corpo del pericolo, attiva l'ipotalamo per dare il via a una scarica di ormoni: noradrenalina e adrenalina fanno accelerare il respiro e il battito cardiaco, e consentono ai muscoli di ricevere più energia per prepararsi alla fuga o all'attacco. Una volta che il pericolo immediato è passato, entrano in gioco altri ormoni che aiutano a calmare la tempesta scatenata nell'organismo; il principale è il cortisolo, che non è coinvolto soltanto nella risposta allo stress, ma è anche responsabile di intimare l'alt una volta che l'allarme è passato: più lo stress è grande, più cortisolo serve per terminare la reazione. Misurando il livello dell'ormone nella saliva delle donne del World Trade Center gli scienziati si sono accorti che era inferiore alla media in quelle che avevano sviluppato le conseguenze peggiori del trauma, e che anche i loro figli, una volta nati, avevano livelli di cortisolo più bassi.

L'ipotesi è che, come accade nei sopravvissuti all'olocausto o nei reduci dal Vietnam, lo stress post-traumatico si inneschi con maggiore facilità nelle persone che per qualche ragione hanno poco cortisolo: un po' come se, per questa ragione, il corpo tendesse a rimanere in uno stato di allerta permanente.

Uragani, terremoti, attacchi terroristici... si parla qui di esperienze di stress estreme che per fortuna è improbabile si verifichino. Ma cosa dire riguardo a ciò che viene definito *stress* nella vita di tutti i giorni? Il problema di partenza è che non è facile neppure stabilire cosa sia, dal momento che ciò che nella routine quotidiana è motivo di ansia e preoccupazione per una, non lo è affatto per un'altra. Anche alla stessa persona i medesimi eventi, in circostanze diverse e a seconda dell'umore, appaiono stressanti in misura differente. Un'altra difficoltà è data dal fatto che, nel valutare le ipotetiche conseguenze dello stress della madre sullo sviluppo fisico e mentale del figlio, sono molti i fattori che incidono, e che contribuiscono a confondere le acque. Innanzitutto, le donne che si definiscono *stressate* durante la gravidanza è facile che siano le stesse che lo sono anche dopo. È probabile che siano più ansiose, e che i loro comportamenti e stile di educazione (quella della mamma che vede ovunque pericoli per il figlio ne è un esempio tipico) portino i loro bambini a crescere, a propria volta, più ansiosi. Far emergere l'effetto sul feto di un trauma subito durante la gravidanza, ammesso che ci sia, è complicato; se poi gli effetti dello stress sui bambini vengono misurati in base a quanto le madri riportano, come spesso è stato fatto, è facile che le più preoccupate vedano un problema (come una parola in meno pronunciata all'età canonica, o il momento in cui vengono mossi i primi passi in ritardo rispetto alla media) dove una madre più rilassata non vede niente di strano. In pratica, bambini identici potrebbero essere giudicati come più o meno problematici non perché lo siano davvero, ma perché le loro madri li giudicano così.

La questione rimane tuttora ingarbugliata. La maggior parte dei ricercatori è concorde nel ritenere che, attraverso meccanismi che non sono ancora stati ben individuati, lo stress "danneggi" il feto, seppure con enormi differenze a seconda del tipo, della durata e del modo in cui una donna lo vive. Secondo altri ricercatori, una minoranza, no. C'è addirittura chi pensa che un livello lieve o moderato di stress – non certo gli sconvolgimenti della vita – "faccia bene", nel senso che acceleri lo sviluppo del feto. Una delle ricercatrici controcorrente è Janet DiPietro, psicologa che studia lo sviluppo fetale alla Johns Hopkins University: negli studi condotti sulle donne durante la gravidanza, e sui loro bambini una volta nati, non ha trovato traccia di conseguenze negative. Secondo alcune sue osservazioni i figli delle donne che avevano riportato di sentirsi un po' ansiose e stressate durante l'attesa erano quelli che a 2 anni avevano i punteggi migliori nei test sullo sviluppo motorio e mentale; l'esatto opposto di quanto è emerso in altri studi. Siccome potrebbe darsi che le mamme più stressate siano anche quelle più pressanti, ovvero che stimolano di più i propri figli, i ricercatori hanno cercato di ricorrere a esami "oggettivi", misurando (seppure in maniera grossolana) il grado di maturazione del sistema nervoso di neonati di 2 settimane, quindi prima che gli eventuali sproni di una mamma molto attiva possano aver avuto effetto: anche in questo caso, una madre più stressata è risultata equivalere a bambino con un sistema nervoso più maturo.

E se, invece di agitarsi e preoccuparsi, la mamma si rilassasse? Sembrerebbe naturale dedurne che altrettanto faccia il feto nel pancione. Eppure, a dimostrazione che in questo ambito i fatti possono essere meno scontati di quanto appaiono, alcune circostanze farebbero pensare il contrario. Sempre la DiPietro ha osservato che, mentre la mamma si sottopone a esercizi di rilassamento, il bambino tende a muoversi meno, quasi a immobilizzarsi, mentre il suo cuore decelera; ma una reazione quasi identica ce l'ha quando la mamma è impegnata in test mentalmente impegnativi, come quelli di soliti utilizzati in laboratorio per provocare in modo artificiale una situazione di tensione. L'interpretazione, insomma, potrebbe essere un'altra: percependo un cambiamento fisico nell'ambiente dell'utero, tra cui una variazione del battito cardiaco della madre o il cambiamento di posizione del corpo, il bambino si metterebbe, per così dire, in ascolto, in attesa di capirne di più. È un modo per allenarsi a prestare attenzione alla mamma prima ancora di nascere? Per la DiPietro potrebbe essere proprio così.

Il senso comune dice che nella categoria *stress* possono rientrare situazioni assai diverse: dalla mamma-manager che si fa cogliere dal travaglio mentre è impegnata in una riunione di lavoro (e che magari trova gratificante la situazione, anche se la definisce *stressante*), alla casalinga che affronta senza il sostegno di nessuno una gravidanza, magari dovendo badare ad altri due o tre figli.

Uno studio di qualche anno fa è stato riportato sulla stampa con titoli come "Le mamme che lavorano meno hanno figli più sani": analizzando i registri delle nascite nel suo paese dal 1981 al 2010, un professore spagnolo ha trovato una correlazione tra tasso di disoccupazione e salute dei neonati; in apparenza, più la crisi economica galoppa, lasciando anche sempre più persone (e donne) senza un impiego, migliori sono gli esiti sulla salute dei neonati, con cali significativi della mortalità infantile e del minor peso alla nascita. Il ricercatore si è spinto ad avanzare spiegazioni sul perché di questi dati. Un'ipotesi è che le donne spagnole, trovandosi senza un'occupazione durante la gravidanza, abbiano fatto di necessità virtù approfittando del tempo libero forzato per condurre una vita più sana: dormono di più, camminano, magari cucinano e vanno meno al ristorante. Insomma, sono meno stressate. Sarebbe bello, ma non è detto che sia davvero così. Molti altri studi dimostrano che periodi di grave e duratura crisi economica sono tragici per la salute fisica e mentale nella società in generale, e che un apparente momentaneo miglioramento di alcuni indici potrebbe essere seguito da conseguenze ben più preoccupanti. Altri dati, e anche a questi non è difficile credere, dicono che, per una donna, lavorare durante la gravidanza è associato a molti effetti positivi, prima di tutto a una minore probabilità di incorrere nella depressione.

L'umore della madre si riflette sul bambino?

Se la depressione dopo il parto è ben nota e pubblicizzata, anche se spesso banalizzata e fraintesa (tragici fatti di cronaca, come omicidi dei figli da parte della madre vengono spesso attribuiti a una non meglio precisata *depressione post-partum*), quella che può manifestarsi durante la gravidanza è assai meno conosciuta, anche se forse perfino più comune. Secondo alcuni dati è diffusa almeno quanto l'ipertensione, e da cinque a dieci volte più frequente del diabete gestazionale; eppure quasi nessuno, tra i medici o i familiari, sembra prestargli particolare attenzione.

Il sentimento popolare vuole che la donna in dolce attesa non possa che essere felice e radiosa; ma anche in situazioni normali, in cui il bambino è stato voluto, atteso e cercato, a tante capita di cadere preda di sentimenti di tristezza e di sentirsi magari in colpa per non essere gioiose quanto loro stesse si aspettavano. Qualche volta la tristezza diventa depressione diagnosticata clinicamente, rendendo le cose ancora più complicate, perché i farmaci per trattarla sono considerati potenzialmente pericolosi per il feto (anche se gli ultimi studi li scagionano, o comunque considerano maggiore il rischio di non curare il disturbo, se è serio, rispetto a quello rappresentato dall'assunzione dei farmaci).

La depressione che insorge dopo il parto (si calcola in circa il 10 per cento delle donne, novantamila neomamme ogni anno in Italia) ha spesso radici precedenti, ma durante la gravidanza il problema rimane in gran parte sommerso. È insidioso, perché questo genere di disturbo viene a volte nascosto dalle donne stesse, e passa inosservato anche tra gli operatori, che spesso non hanno la formazione o gli strumenti per intercettarlo. Del resto, è esperienza comune che in gravidanza tutta l'attenzione sia rivolta ai problemi che possono emergere sul lettino ostetrico o dall'ecografia, ma nelle innumerevoli visite a cui una donna si sottopone durante la gravidanza – in occasione dei vari esami, test, screening – quasi mai capita che qualcuno le chieda "come va? Come si sente?".

Eppure è molto risaputo che nella gravidanza, oltre al corpo, cambia anche la mente, e che non si tratta di cambiamenti da poco. Negli anni cinquanta lo psicanalista inglese Donald Winnicot parlò di *preoccupazione materna primaria* a proposito dell'ipersensibilità verso tutto ciò che riguarda il bambino in arrivo, e il suo benessere, tipica delle donne incinte; atteggiamento che, senza esserlo, ricorda una fissazione patologica. Diventare genitori comporta una ridefinizione della propria identità, e ogni nuova maternità mette in crisi, in modo inevitabile, un equilibrio precedentemente (e a volte faticosamente) raggiunto in coppia e in famiglia. Di rado, però, viene prestata attenzione al terremoto emotivo – con ricadute sulle relazioni sociali, familiari e di coppia – che l'arrivo di un bambino rappresenta.

Gli effetti osservati negli studi epidemiologici che riguardano le conseguenze sul bambino di depressione (e ansia) della madre somigliano molto a quelli sullo stress: rischio maggiore di parto prematuro e di basso peso alla nascita del figlio. Ma sul perché vengano osservati non c'è grande chiarezza. Una madre depressa o ansiosa si prende minore cura di sé, mangia peggio, fa meno controlli medici, magari fuma, o abusa di alcol o di droghe che rendono più probabili tali effetti? O si mette in moto un meccanismo fisiologico, attraverso cui il malessere della madre passa al bambino nell'utero?

Alcune ricerche sembrano indicare proprio questo, che l'umore della madre "si trasmetta" in qualche modo al feto e influenzi lo sviluppo del suo sistema nervoso, e in ultima analisi il modo in cui il bambino stesso, crescendo, gestirà le sue emozioni. Ci sono varie ipotesi su come ciò possa avvenire. Ansia significa, tra l'altro, muscoli e vasi sanguigni contratti, che a loro volta significano diminuzione del sangue in arrivo al bambino; oppure, stress ed emozioni potrebbero agire tramite il passaggio diretto di ormoni dal sangue della madre al feto, attraverso la placenta. Depressione e ansia, come lo stress, potrebbero provocare uno squilibrio che si manifesta in forma di alterazioni dello sviluppo del feto: è una delle ipotesi su cui si sta concentrando di più l'attenzione, e il principale indiziato è ancora il cortisolo, l'ormone dello stress, che spesso risulta elevato anche nelle persone depresse. Le ricerche più recenti si sono soffermate proprio sulla misurazione dell'ormone, nelle donne incinte e poi nei bambini, ritenendo che possa fornire una misura più oggettiva del grado di stress rispetto ai test psicologici.

A New York, nel laboratorio diretto da Catherine Monk alla Columbia University, sono stati fatti esperimenti mettendo sotto pressione, anche in questo caso con la richiesta di svolgere in velocità alcuni test mentali impegnativi, donne incinte affette da depressione, e sono state osservate le reazioni fisiologiche della madre e del feto. Rispetto ai feti di mamme non affette da disturbi dell'umore, quelli delle madri depresse o ansiose sembrano più reattivi: anche il battito del loro cuore aumenta nel lasso di tempo in cui la madre esegue il test, mentre quello degli altri bimbi si mantiene normale. Un'ipotesi è che, in qualche modo, i feti di queste donne siano già più sensibili allo stress; ciò potrebbe essere dovuto a ragioni genetiche, o al fatto che il loro sistema nervoso è influenzato, fin dalla vita uterina, dallo stato emotivo della madre "percepito" in termini di variazioni ormonali e fisiologiche (come l'aumento del battito cardiaco o della pressione del sangue). Queste differenze sembrano permanere anche dopo la nascita. E dato che certe caratteristiche fisiologiche, come la frequenza del battito cardiaco, sono associate in generale a determinati temperamenti, l'ipotesi – suggestiva ma ancora tutta da verificare – è che le radici del "carattere" si formino proprio nell'ambiente dell'utero. Secondo altri studi, i bambini di madri depresse e stressate sono più irritabili ed è più difficile consolarli, hanno più problemi a dormire e, di nuovo, livelli più elevati di cortisolo; quando crescono è più probabile che manifestino disturbi comportamentali e di iperattività. Ricercatori olandesi hanno riscontrato in uno studio su una trentina di coppie mamma-bambino che se la madre incinta aveva livelli di cortisolo elevati, anche i figli ne avevano di più alti rispetto ai compagni, in occasione di uno dei classici primi stress della vita: il primo giorno di scuola.

Ci sono, però, ancora molte questioni che non quadrano, per quanto riguarda sia l'impatto dello stress in generale sia il ruolo del cortisolo. Innanzitutto si sa che, al contrario di quel che avviene per esempio nei topi (su cui diversi di questi studi sono stati condotti), la placenta umana è in grado di disattivare gran parte del cortisolo materno. Può essere che l'ormone dello stress arrivi comunque al feto quando la madre ne ha in circolo grandi quantità, e che allora la funzione di filtro della placenta non sia più sufficiente. Ma, d'altra parte, con l'avanzare della gravidanza è anche la placenta stessa a produrre cortisolo, che è un ormone indispensabile al corretto sviluppo del feto. Non è stato ancora compreso quali siano gli esatti meccanismi fisiologici in gioco in grado di legare le emozioni della madre allo sviluppo mentale del bambino, ma è un'idea sempre più condivisa che, oltre ai geni e all'ambiente dopo la nascita, conti – di nuovo, anche per questo aspetto cruciale – quello che avviene nel corso dei mesi dell'attesa.

A doppio senso

Quella tra una mamma e il suo bambino nella pancia è tra le più enigmatiche e profonde relazioni immaginabili, ma di solito si pensa sia a senso unico. E le ricerche di cui abbiamo parlato negli ultimi capitoli, che riguardino gli effetti dell'alimentazione della madre o del suo stato psicologico sull'abitante del pancione, lo confermano. Molto meno si è riflettuto su quel che avviene nella direzione inversa, su come il feto "agisca" sulla madre; anche perché, fino a poco tempo fa, non esistevano neppure i mezzi per farsi simili domande.

Alla fine degli anni sessanta una ricerca dello psicologo Richard Bell introdusse l'idea che anche il comportamento dei genitori fosse influenzato da quello del bambino, e non solo viceversa. Un figlio difficile e ribelle potrebbe far emergere il lato autoritario di un padre, mentre una bimba tranquilla è più facile che evochi sentimenti gentili da parte della madre. Un concetto simile viene applicato al periodo prenatale, andando a ritroso dalla vita del bambino a quella del feto. Secondo alcune ricerche recenti lo scambio di influenze avverrebbe in entrambe le direzioni: dalla padrona di casa all'inquilino nel pancione, e viceversa. È sempre più chiaro, per esempio, che la gravidanza comporta trasformazioni del cervello della madre, in risposta agli stimoli ormonali che la preparano al compito di prendersi cura del bambino una volta nato; ma l'influenza potrebbe avvenire anche in un senso molto più specifico.

Janet DiPietro, la già citata studiosa dello stress, sulla base di una serie di esperimenti a cui si è dedicata nel corso degli ultimi anni nel suo laboratorio, sostiene che il bambino nell'utero sia in grado di provocare reazioni fisiologiche nella madre senza che lei ne abbia alcuna consapevolezza. Le prime osservazioni (nate per caso analizzando la registrazione di certi parametri fisiologici di diverse coppie madre-figlio) hanno rilevato che, ogni volta che c'era un movimento da parte del bambino, si registrava un'attivazione del sistema nervoso autonomo della madre: un aumento del battito cardiaco e dell'attività elettrica della pelle.

In seguito la DiPietro ha ideato altri esperimenti per verificare se sia davvero possibile che il feto evochi delle reazioni nel corpo della mamma "a sua insaputa", e per capire quali possano essere le vie e il significato di tale comunicazione a doppio senso. In uno di essi, mentre la donna ha gli occhi coperti da una maschera e ascolta della musica in cuffia che le impedisce di sentire i rumori nella stanza, i ricercatori cercano di allertare il feto senza che la madre se ne accorga. Una maracas improvvisata, costruita con una scatola di latta per biscotti riempita di chicchi di mais, viene scossa con vigore a pochi centimetri dal pancione. Non appena il bambino sente il rumore si agita nell'utero – e, cosa più sorprendente, un picco nella registrazione dei suoi parametri fisiologici dimostra che lo avverte anche la madre, in teoria del tutto ignara.

A che potrebbe servire questo collegamento diretto tra madre e bambino, questa sincronia tra i loro corpi? L'idea della DiPietro è che tali trasalimenti del sistema nervoso, di cui la donna è in gran parte inconsapevole, siano un modo per abituarla a prestare attenzione al suo piccolo una volta che è nato. Le donne che sembrano più reattive da un punto di vista fisiologico ai movimenti fetali saranno quelle più attente ed "empatiche" verso il bambino? Secondo la ricercatrice, il fatto che il sistema nervoso della madre sia impegnato e – anche se in maniera inconscia – quasi bombardato dai segnali in arrivo dal feto, potrebbe in parte spiegare un fatto più volte osservato: la diminuzione delle performances cognitive (dalla memoria alla concentrazione) più volte osservata durante la gravidanza. Un po' come se il corpo e il cervello della madre fossero così impegnati a elaborare gli stimoli inviati dal feto da avere difficoltà nel mantenere l'attenzione su altri compiti, esterni. Domande e ipotesi affascinanti per cui, al momento, non abbiamo risposte certe.

Capitolo 6

Fuori di lì!

Dicono che noi donne vivendo in casa viviamo senza pericoli e l'uomo ha i pericoli della guerra. Ragionamento insensato. Vorrei tre volte trovarmi nella battaglia anziché partorire una sola.

Euripide

Il mestiere più antico del mondo

A Bologna, se ci si lascia alle spalle l'atmosfera chiassosa di via Zamboni, la strada dell'università e degli studenti, e si sale lo scalone di Palazzo Poggi, al numero 33, sembra di sbarcare in una dimensione nascosta dello spazio-tempo. Nel museo, che ospita le collezioni e i laboratori dell'antico Istituto delle Scienze, ci sono silenzio e luci soffuse. Si varca la soglia, e si comincia a capire cosa dovesse significare partorire nei secoli scorsi.

Nelle teche della sala di ostetricia sono esposti oggetti da cui non riesco a staccare gli occhi: sono bambolotti in terracotta, dipinti, e più realistici di Cicciobello. Alcuni se ne stanno rannicchiati, pronti a nascere, nel loro utero di coccio; più spesso, i contenitori d'argilla aperti su un lato – per esporre l'interno dell'utero in sezione – contengono piccoli corpi disposti nelle posizioni più strane, le cosiddette *presentazioni fetali anomale*. Uno ha un braccino infilato nel canale del parto, la testa girata e ripiegata sulla pancia in una posizione che neppure un contorsionista riuscirebbe ad assumere. Impossibile non pensare: come sarà andato a finire un parto del genere trecento anni fa? C'era qualche speranza che un bambino messo in tal modo potesse venire al mondo sano e salvo? E la madre: avrebbe potuto cavarsela quando il cesareo d'urgenza non era un'opzione percorribile?

A commissionare questi modelli di terracotta che rappresentano i feti nell'utero fu il medico chirurgo Giovanni Antonio Galli. Nato nel 1708, Galli iniziò a tenere a casa sua una scuola per insegnare *l'arte de' parti* a medici e levatrici; spiegava anatomia e fisiologia, e insieme proponeva esercitazioni pratiche. Come materiale didattico fece realizzare tavole tridimensionali di cera e modelli di utero in terracotta, con il feto all'interno, proprio quelli conservati oggi al museo. Ai fini del suo insegnamento aveva concepito anche la *macchina da parto* che ancora oggi troneggia al centro della sala: è un grosso uovo di cristallo, delle dimensioni dell'utero a fine gravidanza. Il maestro Galli ci metteva dentro un fantoccio di stoffa e mostrava agli allievi i movimenti corretti da eseguire per far girare il feto che si presentava in posizione anomala. Gli scolari, a loro volta, si esercitavano bendati per riconoscere al tatto la situazione e ripetere quanto imparato, mentre Galli controllava attraverso il vetro la correttezza delle loro manovre.

Per rudimentale che possa apparire, era la prima volta nella storia che alla gravidanza e al parto venivano applicate nozioni di anatomia e fisiologia, e che ci si basava su conoscenze "scientifiche" per tentare un rimedio quando le cose sembravano andare storto. Prima di allora non c'era stato molto da fare: oggi i feti con una *presentazione* (il termine ostetrico per la posizione nell'utero del bambino) analoga a quella di questi bambolotti nascerebbero, senza dubbio, con il cesareo. In passato si praticavano delle manovre per tentare di farli girare nel verso giusto, ma l'esito, assai incerto, dipendeva molto dall'esperienza di coloro che le eseguivano. È difficile stabilire quanti parti si presentassero "difficili", con il feto nelle posizioni considerate più critiche, di spalla o di faccia, ma secondo dati storici potevano essere fino a 2 su 100; il travaglio durava magari giorni e non era escluso si concludesse con una doppia tragedia.

Per otto anni Galli tenne le lezioni nella sua abitazione, finché il papa Benedetto XIV acquistò per mille scudi romani tutti i materiali ostetrici usati per le lezioni e decise di fondare una scuola di ostetricia pubblica, ospitata proprio al pianterreno di Palazzo Poggi. Le lezioni si tenevano in primavera e, mentre l'ingresso principale era riservato agli studenti e ai professori, le levatrici entravano da una porticina sul retro. A succedere a Galli nella prima cattedra universitaria pubblica di ostetricia fu poi Luigi Galvani, poco noto come ostetrico, ma universalmente famoso per i suoi esperimenti con le rane sull'*elettricità animale*. A Firenze e a Padova nacquero analoghe scuole per formare i primi (pochi) medici e le prime levatrici diplomate. Erano gli inizi dell'ostetricia moderna.

Per mettere al mondo un figlio, le donne della nostra specie – caso unico tra gli animali – hanno bisogno di aiuto e assistenza; come hanno notato alcuni autori, è quello della levatrice (e non della prostituta) il mestiere più antico del mondo. Si chiamava *raccoglitrice*, *comare*, *mammana*, *obstetrice*. In molte lingue è indicata con la stessa parola che significa "nonna", *nana* in Jamaica, *samba* in Giappone. In Francia è la *sage-femme*, "saggia donna". Ma era sempre lei. E, per secoli e secoli, il parto è stato esclusivamente affare di donne. Pare che un leggendario dottor Veit di Amburgo, nel Cinquecento, sia stato bruciato vivo per avere assistito ad alcuni parti travestito da levatrice.

Le doti professionali richieste sono sempre state simili nel corso del tempo. In Grecia, per legge, le levatrici dovevano avere figli ed essere in menopausa. La mammana doveva essere non troppo giovane né troppo vecchia, robusta e di sana costituzione, infaticabile e devota. Spesso non era neppure pagata, ma riceveva doni in natura in cambio dell'assistenza.

Secondo Scipione Mercurio, che scrisse il primo manuale in italiano volgare dedicato all'istruzione delle *comari*, i compiti della levatrice erano tre: «Conoscere se le donne erano gravide», riconoscere prima del matrimonio «quali fossero le donne feconde per poter produr figliuoli, e quali huomini con l'istesse potessero generare», e infine «aiutar le donne gravide, governarle intanti 'l parto, e doppo 'l parto, tagliar l'ombelico alle creature, e governarle». Un manuale di fine Settecento, la *Dottrina della comare* di Giacomo Tranquillini, prescrive che essa dovesse possedere «mano picciola, e non secca, e braccio lunghetto, ma non molto grosso», che fosse agile, moderata nel bere e, soprattutto non «facile ad addormentarsi». Le mani sottili e delicate ricorrono come requisito delle comari nei vari manuali, ed è una singolare ironia che, come osserva la storica Claudia Pancino (che ha dedicato vari studi all'argomento), non compaiano mai come dote richiesta agli ostetrici maschi.

Nel Cinquecento e nel Seicento la levatrice faceva un mestiere che era rimasto quasi identico nei secoli: si occupava non solo del parto, ma anche delle malattie di donne e bambini, di rimedi e consigli per la salute, e di solito nel suo armamentario c'erano preghiere e invocazioni, un miscuglio di pratiche dettate dall'esperienza e riti magici.

Non sempre i tempi le sono stati favorevoli. Nel Medioevo le pozioni, i rituali e i giri notturni per visitare le partorienti cominciarono ad essere visti con sospetto; si iniziò a pensare che le levatrici usassero arti misteriose e che fossero al servizio del demonio. Le comari tenevano talvolta un'unghia lunga e affilata per pungere e rompere il sacco amniotico della partoriente: quello che sarebbe poi divenuto il simbolo della stregoneria. Nel 1486 il *Malleus maleficarum* dichiara: «Nessuno danneggia la fede cattolica più delle levatrici». Era iniziata la loro persecuzione: in Europa, tra il 1560 e il 1660 vennero processate come streghe duecentomila donne, metà delle quali furono uccise; anche se non si sa con esattezza quante di esse fossero levatrici, di sicuro si trattava di una figura nell'occhio del ciclone.

Una piccola rivoluzione si compì agli inizi del Settecento, quando la regina di Francia Maria de' Medici, per far nascere l'erede al trono, scelse la levatrice Louise Bourgeois. La donna, richiestissima nell'alta società parigina, descrisse in un libro i casi più difficili a lei capitati e la sua filosofia: una levatrice è come un timoniere che deve tenere al sicuro l'equipaggio in mezzo a una tempesta. Nel 1627 la Bourgeois fu chiamata ad assistere al parto della giovane Duchessa di Orleans, ma quella volta non andò bene: la duchessa morì nove giorni dopo la nascita di sua figlia. Fu la disgrazia della Bourgeois e delle levatrici delle generazioni successive, in quanto i medici ostetrici cominciarono ad accusarle di essere incapaci, ignoranti e legate a pratiche antiche e fondate sulla superstizione. Dall'esigenza di addestrarle affinché non combinassero troppi guai (come sostenevano i professionisti maschi), nacquero le prime scuole – prima in Francia e poi, sull'onda del successo, in Italia e nel resto d'Europa – per la formazione delle levatrici "professionali"; non si trattava di quelle figure che si erano tramandate il mestiere di generazione in generazione, spesso di madre in figlia, ma di coloro che avevano ottenuto la patente studiando. Intanto lo scontro tra uomini e donne per il controllo dell'arte del parto si inasprì; e, ancora una volta, a dettare la moda fu la Francia.

Nel 1663 il Re Sole fece assistere il parto di Mademoiselle de la Vallière, la sua più celebre amante, da un medico-chirurgo: era iniziata la moda dell'*accoucheur*, che si diffuse tra la borghesia e l'aristocrazia della capitale. Gli ostetrici comparvero sulla scena, contendendola alle ostetriche di professione – ma solo nelle città, perché nelle campagne (in Italia e nel resto d'Europa) tutto proseguì come d'abitudine. Ad aiutare le donne a partorire era dunque la levatrice, e il medico veniva chiamato solo come ultima risorsa quando le cose sembravano mettersi male: se fosse stato il caso egli sarebbe giunto, accompagnato qualche volta dai suoi strumenti che, almeno nelle intenzioni, sarebbero dovuti servire a facilitare il parto.

La curiosa storia del forcipe

Gli strumenti sono una delle novità che i barbieri-chirurghi portarono con sé. Probabilmente, come ricostruiscono gli storici, anche le levatrici si erano sempre aiutate con mezzi semplici e rudimentali in caso di parti difficili (cordicelle da legare alle gambe o alle braccia del bambino per tirarlo fuori, o monete affilate per incidere il perineo ed evitare lacerazioni estese). Di fronte a un parto difficile, però, le ostetriche erano perlopiù disarmate, per cui si limitavano ad aspettare e vedere che piega prendesse la situazione. Con la scienza ostetrica nacquero strumenti nuovi – e ben più efficaci se usati bene, ma che ebbero molto spesso esiti catastrofici. A vederli oggi fanno ancora impressione. Le immagini delle collezioni che si trovano sui libri o su internet sono una galleria degli orrori che rimanda alle torture, le sevizie e le sofferenze che furono inflitte a madri e figli nel tentativo disperato di fare qualcosa.

Al Museo di Bologna ne sono esposti alcuni; si tratta di versioni più o meno elaborate del forcipe, strumento fino a pochi decenni fa sempre presente in sala parto, da una parte accolto come uno dei grandi progressi nella storia dell'ostetricia, dall'altra accusato di aver assolto il solo scopo dei medici di imporsi sulle levatrici, e di aver provocato più danni che benefici.

Gli strumenti del passato, forse impugnati da barbieri-chirurghi già al tempo dei romani, con tutta probabilità erano usati solo come ultima risorsa, per estrarre il feto ormai senza vita dal corpo della madre e tentare di scongiurare la morte di quest'ultima. I loro nomi, che ne suggeriscono l'uso in modo chiaro, bastano a far venire i brividi: c'erano i perforatori, attrezzi di metallo dotati di una punta simile a quella di una freccia, che servivano per forare il cranio del feto e rimuoverne il cervello per poterlo estrarre più facilmente (e che a volte erano dotati di una manovella che li trasformava in trapani); il cranioclasto aveva l'analoga funzione di schiacciare il capo per renderlo meno voluminoso; infine esistevano uncini, *tiratesta* (per agganciare il corpo e tirarlo fuori) e decine di altri strumenti, tutti in teoria adatti alle diverse situazioni patologiche. Nel corso dei secoli, e fino a Ottocento inoltrato, essi sono stati oggetto di infiniti ritocchi, aggiustamenti e perfezionamenti.

Tutt'altra storia è quella del forcipe. Alcuni strumenti che gli somigliano sono stati rintracciati in manoscritti antichi, ma con ogni probabilità si trattava solo di strumenti distruttivi, da "ultima spiaggia". Un attrezzo simile in tutto e per tutto al forcipe compare addirittura in un bassorilievo attribuito al II secolo a.C., e ha fatto dubitare della sua reale data di nascita: il fisiologo Silvestro Baglioni, nel 1937, tenne una lezione intitolata *Conoscevano gli antichi l'uso del forcipe ostetrico?* presentando proprio tale tavoletta, in realtà poi rivelatasi un falso. Per quanto ne sappiamo, l'invenzione del forcipe (comunque avvolta nel mistero) si deve ai Chamberlen.

La storia ha inizio tra Francia e Inghiterra, verso la fine del sedicesimo secolo. Il capostipite della famiglia Chamberlain, William, faceva il barbiere-chirurgo a Parigi quando, dopo il massacro di San Bartolomeo, gli Ugonotti (la setta protestante cui appartenevano) iniziarono a non sentirsi più sicuri; così, probabilmente nel 1576, i Chamberlain si trasferirono in Inghilterra e cambiarono il loro nome in Chamberlen, meno "francese". È qui che la storia del forcipe ha inizio: si pensa che a inventarlo sia stato Peter, il figlio maggiore di William, anche se perfino gli storici hanno difficoltà a stabilirlo con certezza, perché il nome Peter ricorre varie volte nella famiglia Chamberlen. Comunque sia, grazie allo strumento appena inventato, i Chamberlen si guadagnarono un'ottima reputazione: si diceva che riuscissero a far concludere con successo anche i parti più difficili. Cosa usassero per risolvere la situazione era un segreto per tutti, compresa la partoriente, che prima di usufruire della loro assistenza veniva bendata. Le cronache dicono che arrivavano sul posto su una carrozza dorata, dotati di un'enorme scatola di legno intarsiata che doveva essere trasportata da due persone. Nessuno poteva rimanere nella stanza con la partoriente. Da fuori si sentivano rumori di catene, urla e campanelli: tutte precauzioni atte a impedire che, dal rumore delle lame all'opera, se ne potesse indovinare la forma. Alla fine era il pianto a segnalare che la "missione" era stata compiuta. Lo strumento segreto per aiutare i parti difficili fu tramandato alle generazioni Chamberlen successive, e sempre custodito con cura.

I Chamberlen erano una famiglia singolare: ingegnosi e perennemente in contrasto con la società del tempo. Quasi tutti i membri furono in lite con i colleghi, il Royal College of Physicians li accusò di praticare la medicina senza licenza, e per questo uno di loro finì anche in prigione. Peter il Giovane e in seguito Peter III si erano messi in testa di costituire una specie di ordine professionale per le levatrici, cui loro avrebbero concesso la licenza in cambio di una percentuale sui compensi dei parti. Non ci riuscirono, in compenso le levatrici si unirono contro di loro e misero su una campagna denigratoria in cui li accusavano di ogni sorta di nefandezze.

Peter III fu tra coloro che ebbero maggiore successo: riuscì a ottenere la licenza medica, studiò a Oxford, Cambridge e all'estero, a Heidelberg e a Padova, e divenne l'ostetrico di fiducia della nobiltà e delle celebrità del tempo, oltre che di varie teste coronate.

Hugh Chamberlen, della quarta generazione, dopo una serie di idee grandiose terminate in fallimenti (aveva pensato di istituire un servizio sanitario nazionale, un'assicurazione medica e un sistema di prevenzione della peste), nel 1670 se ne andò in Francia, deciso a vendere il segreto di famiglia per ricavare un po' di contante, di cui era terribilmente a corto. Si recò da François Mauriceau, famosissimo ostetrico a capo della scuola di ostetricia all'Hotel-Dieu, il più grande ospedale di Parigi, per proporgli l'affare. Mauriceau pretese la prova che lo strumento servisse davvero, ma gli propose una sfida quasi impossibile: gli chiese di intervenire nel parto di una giovane donna affetta da nanismo, rachitica e con un bacino deforme, in travaglio già da alcuni giorni. Non sappiamo se la poveretta fosse consapevole che su di lei si giocava una scommessa tra medici, se qualcuno abbia mai chiesto il suo consenso, e se avesse o no accettato – di sicuro, non andò a finire bene. Madre e bambino morirono, nonostante l'intervento di Hugh e del suo forcipe. Questo Chamberlen, però, non se ne tornò in Inghilterra a mani vuote: si procurò una copia del trattato di Mauriceau sulla gravidanza e il parto (che, pubblicato a Parigi nel 1668, aveva avuto un successo enorme e l'aveva lanciato nell'*establishment* medico d'Europa), e lo tradusse in inglese, ricavandone un bel po' di soldi. Nella prefazione a una delle edizioni scrisse: «Mio padre, i miei fratelli e io (e nessun altro in Europa per quanto ne so), grazie alla benedizione di Dio e alla nostra industriosità, abbiamo ottenuto e a lungo praticato un metodo migliore per far partorire le donne senza pregiudizio a loro o ai loro bambini». Non fornì dettagli, ma aveva lanciato l'esca.

Una decina di anni dopo, di nuovo a corto di soldi, Hugh se ne andò in Olanda, dove cercò di vendere il segreto a Roger Roonhuysen, altro medico a sua volta detentore di un segreto di famiglia in materia di ostetricia: una specie di cucchiaio, probabilmente del tutto inutile, che gli studenti di medicina dovevano acquistare per ottenere l'autorizzazione a svolgere la professione. Chamberlen giocò però molto sporco, vendendo all'olandese solo una lama del suo forcipe: così nessuno seppe come dovesse essere usato. Pare che, attraverso un serie di passaggi poco chiari, la lama singola del forcipe sia arrivata nelle mani di Jean Palfyn, anatomista e chirurgo belga che già aveva concepito degli strumenti chiamati *mani di ferro*; conosceva la storia e la fama dei Chamberlen, e forse la lama spaiata gli servì da ispirazione, ad ogni modo capì che dietro doveva esserci qualcos'altro e "reinventò" l'attrezzo aggiungendoci l'altra lama: erano due cucchiai uniti da un morsetto. Con ogni probabilità Palfyn non se ne servì mai, ma presentò l'invenzione all'Accademia di Parigi nel 1720, fu accreditato come padre del forcipe, e la sua effigie venne riprodotta sulle monete in Francia e Belgio.

L'ultimo Chamberlen della storia è Hugh il Giovane, raffigurato da una statua nell'abbazia di Westminster: fu lui, nel 1728, a rendere il segreto di pubblico dominio. Quasi un secolo dopo un nuovo inquilino della Woodham Mortimer Hall, il luogo nella campagna a nord di Londra dove la famiglia aveva vissuto per generazioni, trovò una scatola nascosta sotto il pavimento: conteneva gli strumenti dei Chamberlen, poi donati all'associazione inglese dei ginecologi.

Nei decenni e nei secoli successivi il forcipe diventò l'emblema della professione degli ostetrici maschi, che per i loro interventi potevano contare su una "tecnologia", a differenza delle ostetriche che lavoravano a mani nude. Fu oggetto di vari perfezionamenti nel corso del tempo, e nei musei e nelle collezioni ne sono conservati decine di modelli diversi. Descrivendo gli ostetrici di metà Ottocento nel suo *Histoire des accouchments,* Gustave Joseph Witkowski li trova «dotati di un incredibile ardore nell'inventare strumenti talvolta pericolosi, spesso inutili, ma sempre ingegnosi». Nonostante il gran parlare che se ne faceva – sottolinea Claudia Pancino – è (per fortuna) probabile che fossero più un simbolo del potere dei medici e del loro ingresso nella professione, piuttosto che oggetti usati in concreto. Indagando nei registri delle cliniche di maternità bolognesi, per esempio, la ricercatrice Cristina Caretti ha scoperto che, nella seconda metà dell'Ottocento, sono stati utilizzati in media solo quattro o cinque volte in un anno.

Nascere alla maniera di Cesare

Se in tempi più vicini a noi il forcipe è andato in pensione, uno dei motivi è che c'è stata sempre meno occasione di usarlo: oggi, infatti, se un parto si mette male si ricorre al cesareo. In Italia termina con un taglio cesareo più del 35 per cento delle gravidanze – 36,3 per cento secondo i dati Istat del 2013 – la percentuale più elevata di tutti i paesi europei, e una delle più elevate al mondo (ci superano solo il Messico e il Brasile e, in Europa, Cipro, con il 52 per cento). In Olanda, Slovenia, Finlandia, Svezia, Islanda e Norvegia il tasso di cesarei è meno della metà che da noi, e vicino a quello considerato "fisiologico" dall'Organizzazione Mondiale della Sanità: il 15-20 per cento. Da intervento salvavita per la madre e il bambino, da riservarsi ai casi problematici, è diventato uno dei modi "normali" di nascere. E il nostro boom è un fenomeno recente: ancora negli anni ottanta i cesarei erano poco più del 10 per cento.

Le origini del parto cesareo si perdono nella leggenda. Fu eseguito per la prima volta ai tempi dei Romani? Nel Medioevo? Nel Rinascimento? Su alcune terracotte scoperte a Pompei è raffigurato l'utero in sezione. In certe miniature di epoca medioevale il bambino esce dal ventre, tagliato, di una donna che ha gli occhi aperti, come se fosse viva; ma di certo nell'antichità il taglio cesareo veniva eseguito di rado e quando la madre era già morta, per vedere se si potesse fare ancora qualcosa per il bambino. Per molto tempo è stato più simile a un'autopsia che a un intervento chirurgico, e non esisteva neppure il termine per definirlo. A utilizzarlo e a collegarlo in via ufficiale a Giulio Cesare è stato per la prima volta un chirurgo francese, François Rousset, nel 1581. Come ha osservato la storica Nadia Filippini, Rousset inventò un nome per un'operazione che ai suoi tempi ancora non c'era, dato che l'unico cesareo era quello praticato su una donna morta.

La leggenda, presa per vera fino a Settecento inoltrato, vuole che Giulio Cesare sia nato in questo modo straordinario; mentre un'altra ipotesi è che il nome derivi da una legge romana, la *Lex Regia* del secondo re di Roma, Numa Pompilio, che avrebbe vietato di seppellire il cadavere di una donna incinta prima che si fosse provveduto ad estrarre il feto. Nessun altro ne parla. Solo Plinio il Vecchio nella sua *Naturalis Historia* accenna alla nascita «ex utero caeso», cioè dall'utero tagliato, del primo dei Cesari. Ma chi era il primo dei Cesari? Giulio? Improbabile: sua madre morì di morte naturale mentre era impegnato nella guerra in Gallia e, se davvero avesse subito un cesareo, di sicuro non sarebbe sopravvissuta per assistere alle gesta del figlio.

Di taglio cesareo si tornò a parlare alla fine del Medioevo, non perché nel frattempo fosse diventato fattibile, ma perché si impose un'altra preoccupazione: quella di tirar fuori il bambino dalla pancia della madre (in caso di suo decesso) e battezzarlo, per evitargli la dannazione eterna. Provvedere all'estrazione col taglio cesareo è dovere religioso e morale del buon cristiano per San Tommaso, il quale per fortuna raccomanda di verificare che la madre sia davvero morta, e di non spingersi a commettere un omicidio nell'ansia di somministrare il sacramento. Non sempre, però, la prima preoccupazione era per la madre, almeno stando a quanto emerge dai manuali dell'epoca che davano indicazioni dettagliate su come operare per aumentare le probabilità di trovare il feto ancora vivo; un chirurgo di Montpellier, Guy de Chauliac, raccomandava per esempio di tenere aperta la vagina e la bocca della donna durante l'intervento, così che il bambino potesse respirare (si pensava che l'aria arrivasse al bambino attraverso queste due vie). In seguito, in particolare dopo il Concilio di Trento, in varie zone d'Europa cominciarono a comparire leggi e ordinanze su chi, come e quando dovesse eseguire il cesareo sulla partoriente morta. Se nella pratica esse fossero davvero rispettate, e quanto spesso, non lo sappiamo; di sicuro, anche nei secoli successivi, perdurò un grande scetticismo tra i medici circa la possibilità che il feto potesse sopravvivere al decesso della madre. E c'era resistenza anche da parte della società: perché tormentare la malcapitata anche da morta, dopo le sofferenze che già aveva subito? Fino alla metà del Settecento, insomma, anche se previsto e ampiamente descritto, nella pratica il cesareo rimase una rarità.

Ma il cesareo, come oggi lo intendiamo? La storia vuole che la prima donna a subirlo e a uscirne viva insieme al bambino sia stata Elisabetta Alespachin, in Svizzera, nel sedicesimo secolo: dopo giorni e giorni di travaglio, e dopo che levatrici e chirurghi si erano invano affannati intorno a lei, ci pensò il marito, Jacob Nufer, di professione castratore di maiali, a impugnare un coltello ed eseguire quello che, di fatto, sarebbe stato il primo taglio cesareo documentato della storia. Secondo il racconto non solo il bambino fu estratto vivo, ma anche la madre si ristabilì in poco tempo, partorendo diversi altri figli negli anni successivi (cosa che ha fatto non poco dubitare gli storici).

Più che nella pratica, la possibilità di eseguire l'operazione per salvare madre e bambino iniziò a circolare tra i medici come ipotesi teorica. Il chirurgo Rousset, quello che ha dato il nome all'intervento – e che con ogni probabilità non l'ha mai eseguito né visto eseguire – fornisce indicazioni che devono avere ucciso più donne di quante ne abbiano salvate. Il suo consiglio era di rimettere l'utero al suo posto senza suturarlo, ricucendo solo la pancia dopo l'estrazione del feto: la convinzione medica del tempo era che l'organo fosse in grado di rimarginarsi da solo.

Dopo aver fatto eseguire l'intervento secondo queste indicazioni su due donne, entrambe in seguito decedute, l'anatomista francese Ambroise Paré sconsigliò vivamente il cesareo, «grande pericolo, senza nessuna speranza». Vi si oppose anche Mauriceau (quello della scommessa per l'acquisto del forcipe da Chamberlen), il quale suggerì come alternativa, se l'esigenza era di battezzare il bambino ancora vivo, l'uso di un attrezzo di sua invenzione: una siringa da inserire nella vagina della partoriente per spruzzare l'acqua santa direttamente sulla testa del bambino. Fino alla fine del Settecento si trattò solo di teoria: nessuno dei medici, a favore o contro, si era mai cimentato eseguedolo su una donna.

A tornare alla carica con l'idea del taglio cesareo come unico mezzo per battezzare il feto, e così garantirgli la salvezza dell'anima, è il giurista e teologo palermitano Francesco Emanuele Cangiamilla. Nel trattato *Embriologia sacra,* quasi fosse un manuale di ostetricia, si addentra nei dettagli tecnici dell'intervento, che nella sua prospettiva non erano affatto superflui per il lettore: se la levatrice o il medico non fossero stati a disposizione, avvertiva, sarebbe toccato al sacerdote cimentarsi nell'intervento. Qualunque altra considerazione, tra cui lo scandalo dato dalla circostanza che un prete avesse a che fare con il corpo di una donna, passavano in secondo piano di fronte alla salvezza eterna delle anime; ai parroci veniva anzi consigliato di dotarsi dell'attrezzatura necessaria per il cesareo e degli strumenti utili, in generale, per l'assistenza. Sempre al prete toccava svolgere altre funzioni da buon ostetrico, come dare consigli alla donna su come comportarsi durante la gravidanza per prevenire incidenti o aborti (vietato fare lavori pesanti, viaggiare, ballare, vivere emozioni troppo forti...).

Dopo il libro del Cangiamilla, in varie parti d'Italia, dal Regno delle due Sicilie alla Repubblica di Venezia, venne ordinato per legge che, alla morte di una donna durante il parto, venisse chiamato il medico, il chirurgo, la levatrice, il barbiere o chiunque altro per eseguire il cesareo, estrarre il bambino e, se ancora vivo, battezzarlo (benché nella pratica, si pensa, queste leggi non fossero quasi mai rispettate). Di fatto, nonostante gli scopi del Cangiamilla non fossero prettamente "medici", le sue indicazioni servirono a migliorare le tecniche del cesareo e, decenni dopo, si cominciarono a vederne i frutti.

Sul finire del Settecento si ricominciò a parlare di cesareo come operazione per salvare madre e bambino. Jean-Louis Baudelocque, famoso ostetrico del tempo e inventore del pelvimetro (strumento per misurare l'ampiezza del bacino, e con quello prevedere la difficoltà di un parto), illustrò nel suo manuale ostetrico e besteseller dell'epoca *L'art des accouchments* i vantaggi di nascere con il parto cesareo, anziché tramite le vie naturali. Per il bambino, scriveva, «è il più dolce e il più sicuro di tutti i metodi», la sua «uscita tanto pronta come facile». Apparteneva alla scuola interventista. L'altra squadra in campo al tempo era quella degli "attendisti", convinti che la natura riuscisse da sola a fare il suo corso, e che per definizione non ci fossero parti impossibili; approcci non molto diversi da quelli odierni, verrebbe da dire, anche se i mezzi a disposizione non garantivano il successo in nessuno dei due casi: a quei tempi, in caso di parto difficile, la scelta era tra il privilegiare la vita della madre, e allora si ricorreva agli strumenti di distruzione del feto con ogni probabilità già morto, o quella del bambino, e allora si tentava il cesareo.

I numeri, di certo, non lo descrivono come un intervento di successo: secondo una stima, in quasi un secolo (tra il 1787 e il 1876) a Parigi nessuna donna è sopravvissuta al cesareo. In Italia tra il 1780 e il 1870 venne ufficialmente eseguito in 158 casi, la maggior parte nelle regioni del nord e del centro: madre e bambino si sarebbero salvati una volta su quattro. Le cose andavano un po' meglio quando l'operazione veniva eseguita a casa della partoriente invece che in ospedale (più pulite le case, si trattava di donne ricche), o negli ospizi che avevano cominciato ad essere istituiti in numerose città, e che accoglievano perlopiù le donne povere.

Oltre ai professori di ostetricia, i luminari famosi, a praticare il cesareo erano anche medici condotti di città e campagna, che avevano ormai a disposizione nella loro borsa alcuni strumenti per farsi un'idea della situazione: il pelvimetro, per misurare il bacino della paziente (spesso deformato dal rachitismo), e lo stetoscopio, piccolo strumento di legno a forma di trombetta per ascoltare il battito cardiaco del feto e capire se fosse vivo.

I numeri di questa spaventosa contabilità cominciarono a cambiare solo più avanti, a partire dalla metà dell'Ottocento. Edoardo Porro, professore a Pavia, nel 1876 sperimentò un metodo per eseguire l'intervento in cui veniva asportato anche l'utero: cosa inaccettabile dal nostro punto di vista, ma almeno in questo modo diminuivano le infezioni. Pochi anni dopo, da un medico tedesco arrivò la raccomandazione di suturare anche l'utero e non solo i tessuti della pancia. Poi, tra fine Ottocento e i primi decenni del Novecento, l'operazione iniziò ad essere eseguita più o meno come oggi, con un'incisione traversa nella parte bassa dell'utero. Infine, la scoperta dell'anestesia e degli antibiotici la resero via via sempre più sicura.

Oggi il cesareo è l'intervento chirurgico più eseguito. La paura del parto (il termine scientifico è *tocofobia*) è uno dei motivi principali che spingono le donne a chiederlo. Io non l'ho neppure preso in considerazione come opzione volontaria; per me, più grande della paura del dolore è quella di andare sotto i ferri, per qualsivoglia ragione. Ma per molte non è così: tante donne sono convinte che l'intervento, più veloce e sotto controllo costante, comporti meno rischi per mamma e bambino, e nessuna sofferenza.

All'inizio del Novecento Franklin Newell, un medico dell'università di Harvard, sosteneva che il cesareo andasse proposto alle donne della classi più elevate, "troppo civilizzate", cresciute in mezzo ai comfort e non più avvezze alla fatica necessaria per spingere. Una teoria su cui si è continuato a dibattere. *Too posh to push?* (gioco di parole che in sostanza significa "troppo elegante per spingere?"), si chiedeva un articolo sul settimanale "US News&World Report" nel 2002, che indagava sulle cause dell'aumento del numero dei cesarei e sulla moda delle *celebrities* che, come Victoria Beckam e Britney Spears, hanno ammesso di aver scelto un cesareo elettivo per avere un parto più comodo e "pulito".

Anche se a chiedere l'intervento chirurgico (quasi quadruplicato da noi negli ultimi trent'anni) spesso sono le donne (in pochi casi per convenienza, in molti di più per paura e disinformazione) la loro domanda viene di solito accolta volentieri. A spingere verso l'intervento chirurgico sono diversi fattori, di cui uno dei principali è l'organizzazione degli ospedali: fare un cesareo programmato alle nove di mattina è più comodo che eseguirne uno urgente, magari di notte, dopo inconcludenti ore di travaglio. È anche più conveniente per l'ospedale, da un punto di vista strettamente economico. Infine, spesso un parto cesareo è la diretta conseguenza di un cesareo precedente: se il primo figlio nasce col bisturi, è quasi scontato che anche i successivi vedano la luce nello stesso modo. L'aveva detto Joseph DeLee, un medico ostetrico agli inizi del Nocevento: «cesareo una volta, cesareo per sempre». E, nonostante i dati più recenti della letteratura scientifica mostrino che un parto vaginale può seguire un cesareo senza particolari rischi aggiuntivi, sono pochissimi i medici che si azzardano a proporre tale strada.

Di fatto, e basterebbe il confronto con le epoche del passato, il cesareo è un intervento prezioso e salvavita per la madre e per il bambino nei casi in cui davvero serve. Secondo le linee guida internazionali basate sulle più recenti indagini scientifiche, però, quelli in cui è indicato l'intervento programmato si riducono a pochi: se il feto è in posizione podalica al termine della gravidanza; in presenza di placenta previa (quando la placenta copre in modo totale o parziale il canale del parto); se la madre è diabetica e il peso stimato del bambino supera i 4 chili e mezzo. Ci sono poi situazioni rare o altre complicazioni, ma la maggioranza dei casi rientra in queste categorie. Neppure un parto gemellare, se i due feti sono entrambi in posizione cefalica, deve necessariamente avvenire con l'intervento chirurgico.

Allora perché capita così spesso che un travaglio "normale" si concluda in cesareo? Potrebbe anche dipendere da una specie di ansia indotta dalla tecnologia. I monitor per controllare il battito cardiaco del feto e le contrazioni dell'utero sono una presenza ormai costante e universale nelle sale parto; se una donna è spesso attaccata a simili strumenti (misure che in teoria dovrebbero servire a capire subito se il bambino è a corto di ossigeno, in modo da poter intervenire), è più probabile che vada incontro a parto cesareo rispetto a una donna controllata in modo discontinuo. Anche in caso di anomalia del tracciato, le ultime linee guida raccomandano, prima di procedere a un cesareo d'urgenza, di accertare con altre tecniche che ci sia davvero qualcosa che non va, perché potrebbe trattarsi di un falso allarme.

Uno dei migliori antidoti per evitare di finire sotto i ferri senza giustificato motivo è semplice, però, come conferma anche la letteratura scientifica, e si chiama *sostegno emotivo*: che sia un'ostetrica, un'amica che ha già partorito, un'infermiera o una *doula*, se in sala parto la donna ha qualcuno che le sta vicino e la incoraggia, è più probabile che il bambino nasca per vie normali.

Capitolo 7

Dalla caverna alla sala parto

– Sono nata col parto indolore, mamma?
– Sì. Ne approfitto per ricordarti che è l'unica soddisfazione che mi hai dato, a tutt'oggi.
Altan

Mode e modi di partorire

Non c'è quasi reparto di ostetricia, oggi, che non sia dotato di una vasca per il parto in acqua, anche se non è raro trovarle vuote e inutilizzate, in perenne stato di "manutenzione". Non che nel corso della storia non siano stati tanti i bambini venuti al mondo all'interno di mari, fiumi e ruscelli, ma la moda contemporanea del parto acquatico – una delle innumerevoli opzioni a disposizione per soddisfare i desideri e le aspettative delle gestanti – ha origini ben precise; Igor Charkovsky, un ricercatore e istruttore di nuoto russo, è stato uno dei primi a convincersi dei benefici dell'acqua per i neonati. Quando sua figlia Veta nacque con due mesi e mezzo in anticipo, di poco più di un chilo, la accudì per mesi in una vaschetta di acqua calda: la bimba sopravvisse e crebbe bene, e Charkovsky cominciò a pensare che l'acqua fosse un toccasana non solo per i nati prematuri ma per tutti i bimbi, e anche per le loro mamme. Per cercare di non interrompere la continuità con la vita nell'utero e ammorbidire il trauma della nascita, la logica conclusione fu di far svolgere l'intero processo nell'elemento liquido. Una regista americana girò a Mosca un documentario sui parti in acqua con la tecnica di Charkovsky, e la moda si diffuse.

A importarla in Europa fu soprattutto Michel Odent, un medico francese poi divenuto uno dei grandi sostenitori della naturalità del parto, che per primo collocò una vasca nel reparto di ostetricia dell'ospedale di Pithiviers: 2 metri di diametro e 70 centimetri di profondità, piena di acqua di rubinetto a 37 gradi centigradi. Al centesimo bambino nato nella vasca, nel 1983, il ginecologo riassunse l'esperienza sulla rivista "Lancet": «Abbiamo osservato che l'acqua sembra aiutare molte partorienti a raggiungere un certo stato della coscienza in cui diventano indifferenti a quel che accade intorno a loro. Anche se quasi tutte le donne lasciano la vasca prima della nascita del bambino, il processo del parto può essere talvolta così straordinariamente veloce in acqua che alcune donne non escono». In questi casi, anche se non era nelle intenzioni, il bambino nasce sott'acqua; tutto sembra però funzionare in modo normale, perché il primo respiro avviene quando il neonato viene portato in superficie e messo tra le braccia della madre.

Da allora le piscine sono entrate nei reparti di ostetricia. In Gran Bretagna, per esempio, a partire dal 1992, prima ancora che ci fossero indicazioni chiare sui possibili vantaggi e svantaggi, venne raccomandato agli ospedali di dotarsi di vasca da parto; gli entusiasmi si raffreddarono in fretta per la morte di alcuni bambini, ma alla fine le paure di quel primo periodo sono state superate. Dall'esame dei dati, la letteratura scientifica è arrivata alla conclusione che stare in acqua durante le prime fasi del travaglio riduce il ricorso ai farmaci; ma anche che, per quanto riguarda la sua durata, la necessità di ricorrere a un parto strumentale (cioè con forcipe o ventosa) o al cesareo, il benessere del neonato, e infezioni o traumi a carico della madre, non sembrano esserci differenze con il parto normale.

Quello in acqua è solo una delle possibilità oggi disponibili per rendere l'esperienza del parto il meno possibile "medicalizzata" e più appagante per la donna, e per restituire a quest'ultima, almeno nelle intenzioni, il controllo di quel che succede. Un'esigenza che si è fatta sentire sempre di più, dopo anni in cui la nascita di un bambino è apparsa un fatto quasi esclusivamente sanitario, e l'assistenza in ospedale è sembrata basarsi più sui bisogni e sul rispetto dei tempi di medici e infermieri, che su quelli della donna. In un contesto simile una scelta di rottura è stata quella del parto in casa, di cui si è ricominciato a parlare all'inizio degli anni ottanta. «È il *nuovo* parto in casa» specifica Marta Campiotti, ostetrica e fondatrice dell'associazione Nascere a casa: il *vecchio* a cui si contrappone è con ogni evidenza il parto in casa delle nostre nonne, reso obbligatorio dalla mancanza di alternative.

Di parto casalingo si parla sempre più spesso anche sui media (l'hanno scelto donne famose come la cantante Giorgia), ma i numeri dicono che è ancora un fenomeno di nicchia. Sembra che in Italia ci siano tantissime donne che lo sognano, ma poche vanno fino in fondo: da noi solo millecinquecento bambini nascono ogni anno tra le mura di casa per scelta della madre.

Alcune donne optano per questa possibilità perché sono rimaste traumatizzate da una precedente esperienza in ospedale; per altre è solo uno dei tanti aspetti di uno stile di vita orientato verso la "naturalità", insieme al cibo biologico, lo yoga e l'omeopatia, associato al rifiuto dell'ausilio tecnologico (o più spesso dell'ambiente) ospedaliero; altre ancora, una minoranza, sono donne normalissime, senza particolari ideologie da difendere. Anche se ci sono alcune ostetriche "indipendenti" che si offrono di assistere una donna che voglia partorire tra le mura di casa propria, la maggior parte di loro è iscritta all'associazione e condivide specifiche linee guida sul modo di operare, per esempio accontentando nel loro desiderio solo le donne con una gravidanza fisiologica. Non si tratta quasi mai di una decisione dell'ultimo minuto, e in genere l'ostetrica ha seguito la gestante in tutto il percorso della gravidanza. «Questa continuità assistenziale è uno dei nostri criteri di sicurezza principali» mi dice Anna Lisa Pini, fondatrice dell'associazione bolognese Il Nido, che segue i parti a domicilio.

Gli esami sono quelli di base raccomandati dalle linee guida nazionali («difficilmente una donna che vuol fare una dozzina di ecografie si rivolge a me» ammette la Campiotti), e la maggior parte delle professioniste segue regole concordate anche per il parto: ad assistere la donna ci sono due ostetriche, e la casa deve trovarsi a non più di mezz'ora da un ospedale attrezzato con il reparto di neonatologia (mezz'ora è il tempo che si calcola anche in ospedale per avere pronta la sala operatoria in caso di cesareo d'urgenza). Quindici giorni prima del termine inizia la preparazione. La lista dell'occorrente ha un po' il sapore di quella dei film di una volta: asciugamani e borsa dell'acqua calda, e poi «teli di plastica fine tipo imbianchino», lenzuola e federe, una lampada mobile con filo lungo, specchio portatile...

Alla fine, a frenare le donne – anche le molte che in teoria preferirebbero partorire in un ambiente più intimo, con la sensazione che la fisiologia del parto e i tempi del travaglio siano maggiormente rispettati – è soprattutto la paura: che sia meno sicuro rispetto all'ospedale, o che qualcosa possa andare storto, per sé o il bambino. I dati sul parto in casa non supportano questi timori, anche se va aggiunto che i casi di solito analizzati negli studi sulla sicurezza del parto sono assai distanti dalla situazione nostrana.

Viene sempre fatto l'esempio dell'Olanda, dove i parti casalinghi sono circa il 16 per cento del totale (ma erano oltre il 30 per cento fino ai primi anni duemila, e più o meno la stessa percentuale di donne partorisce in centri nascita gestiti dalle ostetriche), o del Regno Unito, dove il parto in casa suscita molto interesse anche per una questione legata al possibile risparmio dei costi sanitari. Uno studio sulle nascite in casa, svolto alcuni anni fa in Inghilterra, aveva trovato un rischio leggermente aumentato per il bambino, nel caso in cui fosse il primo figlio; nessuna differenza tra casa e ospedale (sia che assistesse un medico sia un'ostetrica), invece, se la madre aveva già partorito. Un'analisi recente dei dati relativi a quasi centocinquantamila parti in Olanda non ha invece trovato un aumento di rischio di eventi gravi (soprattutto emorragie post-parto) nei parti casalinghi ma, piuttosto, una leggera riduzione del rischio. Una delle autrici dello studio sottolinea, però, che il successo olandese dipende da tre fattori essenziali: un buon sistema di selezione del rischio (solo le donne a rischio davvero basso possono accedervi), un buon sistema di trasporti (che in fretta, in caso di problemi, consente di raggiungere l'ospedale più vicino) e ostetriche ben preparate e formate in modo specifico per l'assistenza a domicilio. Tutte condizioni che da noi non è detto esistano.

A breve, in ogni caso, dovremmo avere un quadro più dettagliato e preciso su quanti siano, e come vadano, in Italia, i parti casalinghi. L'associazione Nascere a Casa sta raccogliendo i dati, poi elaborati dall'Istituto Mario Negri di Milano: l'obiettivo è capire se possano rappresentare, anche dal punto di vista della sanità pubblica, un'alternativa all'ospedale.

Un'assistenza basata sugli stessi principi e la stessa filosofia del parto in casa è quella delle cosiddette *case di maternità*, che in Italia si contano sulle dita di una mano:

si tratta di strutture, gestite in genere da associazioni culturali, in cui le ostetriche seguono tutta la gravidanza e al momento del parto mettono a disposizione delle stanze allestite come una normale abitazione. A volte sono preferite dai padri, come via di mezzo tra la casa, che spaventa, e l'ospedale, che la donna rifiuta. Nel tentativo di evitare gli eccessi di "medicalizzazione" e rispettare la naturalità del parto, accettano anche di accogliere richieste sempre più di moda, come quella della *lotus birth:* la pratica – utilizzata, sembra, in Egitto al tempo dei faraoni, e ancora oggi dagli aborigeni australiani – di tenere il bambino attaccato alla placenta per alcuni giorni, finché non si stacca da sola. In alcuni casi, anche se non sempre, l'idea della naturalità a tutti i costi si spinge fino al consiglio (che non riesco a fare a meno di definire sconsiderato) di non vaccinare i bambini.

Nella varietà delle proposte mirate ad andare incontro alle richieste di umanizzazione del parto ci sono, poi, i centri di nascita naturale istituiti da alcuni ospedali, come il Policlinico di Modena o l'Ospedale Careggi di Firenze: il parto avviene in ospedale ma è gestito interamente dalle ostetriche (il ginecologo interviene solo in caso di bisogno), non si usano medicine per accelerare le cose e per l'analgesia a disposizione non c'è l'epidurale, ma solo tecniche non farmacologiche: dai massaggi all'agopuntura, dai bagni in acqua calda all'aromaterapia. «Delle donne che partoriscono ogni anno qui in ospedale, il 10 per cento circa sceglie il centro nascita» racconta Chiara Salvioli, l'ostetrica che ha contribuito alla fondazione, nel 2006, del centro del Policlinico di Modena. È probabile che sarebbero anche di più, ma l'esperienza è consentita solo se la gravidanza è giudicata perfettamente fisiologica. Di solito, le donne che lo scelgono ritornano anche per il secondo o il terzo figlio.

Una delle muse ispiratrici della naturalità è stata Sheila Kitzinger, antropologa inglese (ottantacinquenne in gran forma al momento della stesura di questo libro) divenuta un'attivista del parto naturale, la quale ha sempre sostenuto la libertà di scelta delle donne in materia di parto, e combattuto contro l'idea che gravidanza e parto siano trattati come una malattia, anziché come un evento fisiologico, gestito dalle donne in tranquillità da che mondo è mondo. Ha scritto più di trenta libri sulla gravidanza, il parto, la nascita e la cura dei bambini. Ha anche fondato un Birth Crisis Network, un numero che le donne possono chiamare per sfogarsi e chiedere consiglio in seguito a un'infelice esperienza di parto. Per quanto fuori dalla realtà possano apparire alcune delle sue idee (nell'ultimo libro celebra l'erotismo della nascita e paragona i momenti finali del parto alla «sensazione sessuale più intensa che una donna possa sperimentare»), molti dei cambiamenti che le donne di oggi trovano negli ospedali italiani rispetto alle proprie madri si rifanno alla sua filosofia.

Kitzinger ha anche inventato l'idea del *birth plan* – un "piano" messo per iscritto su come la donna intenda affrontare il momento del parto, se vuole farmaci o no, chi debba essere presente e così via –, diventato molto popolare nel mondo anglosassone e che si sta diffondendo anche da noi: ai reparti di ostetricia degli ospedali italiani, infatti, capita sempre più spesso di ricevere lettere con istruzioni dettagliatamente messe per iscritto. In esse, di solito, le donne dichiarano di essere contrarie a "interventi superflui o potenzialmente dannosi", di opporsi a qualunque forma di induzione o accelerazione del parto prima del termine considerato naturale, e via via descrivono le aspettative per le varie fasi, dalla posizione durante il travaglio fino al rifiuto dell'anestesia epidurale o alla richiesta di non dare il ciuccio al bambino. Alcuni medici e ostetriche vivono tali indicazioni come delle imposizioni sgradite, e obiettano che si procede a certi interventi solo nel caso in cui ce ne sia bisogno, e non certo per rovinare l'esperienza della nascita a una donna (mentre altre richieste, come far stare la mamma insieme al bambino fin dal momento della nascita, sono prassi comune). D'altra parte, è vero che non sempre è così, e che tra i desideri di una donna e le necessità organizzative di un ospedale a volte si crea un conflitto non facilmente risolvibile.

Di fatto, come molte donne ammettono, che si tratti di istruzioni scritte o di una scena solo immaginata, le cose di rado vanno secondo il piano.

C'è una presenza che oggi viene data per scontata in sala parto, e che invece è il frutto di un'altra piccola rivoluzione: quella dei padri. Gli uomini che oggi si trovano ad assistere alla nascita del figlio al fianco della propria compagna possono ringraziare (o incolpare, se è per questo) un medico americano di nome Robert Bradley: fu infatti lui a dare il via all'usanza. Erano gli anni in cui, negli Stati Uniti, le donne partorivano sotto l'effetto di potenti farmaci antidolorifici, spesso completamente sedate. A Bradley, che essendo cresciuto in una fattoria aveva visto come partorivano le bestie, venne in mente di sperimentare metodi alternativi. Così, sulla fine degli anni quaranta, volle verificare cosa succedesse quando ai mariti delle partorienti, in quel caso un gruppo di infermiere della Mayo Foundation in Minnesota, veniva consentito l'accesso in sala parto: ebbene, la presenza del marito o del compagno sembrò contribuire a farle rilassare. Invece di farmaci che le rendevano incoscienti, le partorienti in cura da Bradley ricevevano PEP, ovvero *praise, encouragement, and assurance of progress*, "lodi, incoraggiamento e assicurazione del fatto che il parto stesse progredendo" – ed era il padre, ai piedi del letto, a doversene occupare. Nel 1962 Bradley pubblicò il suo studio, *Father's Presence in Delivery Rooms* ("la presenza del padre in sala parto"): un'analisi di quattromila casi in cui i padri avevano presenziato e fatto da *coach*. Con loro presenti, era stata la conclusione, «abbiamo avuto il 90 per cento di parti senza farmaci». Che sia stato solo merito dei padri, mi permetto di dubitare.

Letti, seggiole e sgabelli

Tra le varie situazioni in cui può capitare (almeno in via teorica) di partorire oggi, la più comune resta la sala parto di un ospedale, su un lettino attrezzato, assistite da un'ostetrica e da un ginecologo che, di solito, è accorso all'ultimo momento. Se qualcuna si chiede come siamo finite così, sappia che questo modo di partorire è un'invenzione abbastanza recente. Prima che ad assisterle arrivassero i dottori, di rado le donne avevano l'idea di partorire da sdraiate, privandosi in questo modo di un aiuto prezioso: la forza di gravità. Di solito, nelle culture tradizionali, le donne si mettono nelle posizioni che favoriscono la fuoriuscita del bambino o che almeno danno un po' di sollievo dal dolore delle contrazioni: accucciate, carponi, in piedi attaccate a qualche sostegno. In Giamaica, ai tempi della schiavitù, le schiave avevano un albero, spesso non lontano dai campi in cui lavoravano, cui poggiarsi durante il travaglio. In Europa durante il Medioevo erano entrati in uso degli sgabelli, talvolta rivestiti di drappi per nascondere le nudità: le stoffe diventavano facilmente ricettacolo di schifezze e batteri, ma la posizione, di certo, aiutava. Poi gli sgabelli ebbero un'evoluzione nel design e diventarono sedie con un buco centrale, come quella su cui, al Museo di Bologna, è sistemata la macchina da parto di Giovanni Galli. Stando a quando riporta Bernardino Ramazzini, esse rendevano il compito ingrato alle levatrici che, per assistere le donne, «chinate e sempre incurvate, colle mani larghe stando aspettando la creatura alla porta dell'utero soffrono tanta fatica, e pazienza... che terminato il parto alla fine, fanno ritorno alle sue case dirotte, e dislombate maledicendo l'arte che anno intrapreso a fare». Ma, al contrario dei letti, per le partorienti queste «seggiole forate» avevano il loro perché.

È a partire dal Seicento, prima in Francia e da lì nel resto d'Europa, che, almeno tra le donne delle classi più elevate, si affermò la posizione sdraiata nel letto: più agevole per i medici, divenne tanto diffusa che qualsiasi alternativa cominciò ad apparire una stranezza. Sul finire dell'Ottocento George Julius Engelmann, un medico americano, nel vedere un'urna funeraria peruviana decorata con l'immagine di una donna che partorisce seduta per terra si lanciò in una minuziosa indagine per capire se un simile modo di partorire fosse ancora in uso da qualche parte nel mondo: come racconta nel libro che ne risultò, *Labor Among Primitives People* ("il parto fra i primitivi"), pubblicato nel 1884, aveva trovato del tutto sorprendente che esistessero posizioni per partorire alternative a quelle usate in Europa e Stati Uniti. Eppure qualche indizio sul fatto che, quando i dottori non ci mettevano lo zampino, le donne in preda ai dolori pensassero a tutt'altro che a sdraiarsi in un letto c'era stato. Uno studio su 100 «sfortunate ragazze costrette a partorire in segreto o di nascosto» aveva consentito di appurare che 50 tra loro si erano messe in «posizioni insolite»: 30 in piedi, 18 accovacciate o accucciate e 2 in ginocchio; saggiamente, un autore aveva concluso che non esiste posizione naturale per una donna in travaglio più di quanta ce ne sia per un uomo in preda a una colica.

La ricerca etnografica di Engelmann si era conclusa in un elenco di posizioni preferite dalle donne dei vari popoli, come: «Australia: seduta eretta, reclinata. Nicaragua: in ginocchio. Cina: sedia o letto. Egitto moderno: sedia». Per l'Italia, quella predominante era risultata semisdraiata sulle ginocchia di qualcuno e, in epoche precedenti, carponi o semisdraiata nel letto, o ancora in piedi, con le braccia al collo di un'assistente.

Che si appendessero al collo di qualcuno, al ramo di un albero, a una corda, a una trave nel soffitto, o si accovacciassero sul pavimento di una capanna, di sicuro le donne cercavano di trovare qualche conforto al dolore del travaglio: il parto nella nostra specie è sempre stato una faccenda tormentata. Secondo gli antropologi, il dolore è la conseguenza indesiderata del nostro sviluppo nel corso dell'evoluzione. Almeno 4 milioni di anni fa il bacino dei nostri antenati, diventando più stretto, ha reso più facile abbandonare l'andatura tipica delle scimmie per farci camminare in posizione eretta; Lucy (lo straordinario fossile di ominide femmina ritrovato in Etiopia nel 1974 e considerato uno dei nostri più antichi antenati), era già bipede ma aveva tratti scimmieschi, e il suo cervello era più piccolo del nostro. Nel corso di centinaia di migliaia di anni, però, per ospitare "più cervello" – in senso letterale e metaforico – anche il cranio dei neonati si è ingrandito, e le spalle sono diventate più larghe e rigide. La combinazione testa grossa-bacino stretto ha garantito numerosi vantaggi in termini evolutivi alla nostra specie, ma ha comportato notevoli difficoltà in più al momento del parto: per venire alla luce il nascituro deve compiere una manovra di rotazione, una specie di piroetta, che rende il processo assai più lungo e complicato di quanto avvenga, per restare tra i nostri stretti parenti, tra le scimmie. Il loro canale del parto lascia molto più spazio alla testa del piccolo, che di solito nasce senza compiere particolari rotazioni (anche se alcuni studi recenti sembrano mettere in dubbio questo fatto). È invece probabile che le nostre cugine neanderthaliane faticassero quanto a noi a mettere al mondo i figli, anche se forse il processo avveniva con qualche differenza: lo hanno dedotto di recente alcuni ricercatori americani da una ricostruzione virtuale del bacino e del canale del parto eseguita sulla base dei resti di una femmina di Neanderthal trovati in Israele.

Di sicuro, l'esperienza del dolore durante il parto è soggettiva. A un estremo ci sono i racconti contenuti in *Ina May's Guide to Childbirth* ("la guida di Ina May alla nascita"), in cui l'ostetrica-guru statunitense descrive nel dettaglio alcuni parti compiuti in stato di estasi. All'altro estremo c'è il dato – che ad essere sinceri mi pare più realistico – secondo cui il dolore del parto è il più acuto che una donna sperimenti nella vita. Poi c'è davvero chi soffre di più e chi di meno, donne che tollerano meglio il dolore fisico e altre che non accettano neppure il più lieve; o che, a parità di dolore misurato su una scala oggettiva, gli attribuiscono un significato diverso: per alcune si tratta di una specie di euforia, una tappa di maturazione, mentre per altre è solo un'inutile sofferenza da far terminare il più presto possibile. D'altra parte (come risulta subito ovvio dai racconti di chi ci è passata), infine, alcune donne hanno parti facili e brevi, mentre ad altre toccano travagli sfinenti e drammatici. La Birth Trauma Association, un'associazione nata per assistere le donne che hanno avuto un parto difficile, stima che ogni anno in Inghilterra circa diecimila donne si ritrovino con un disturbo post-traumatico da stress in seguito all'esperienza del parto.

Molti studi dimostrano che nell'influenzare la percezione della sofferenza conta anche il "contorno": avere con sé una persona fidata, infatti, che sia un'ostetrica, un'amica, il partner che supporta e incoraggia, aiuta a sopportare meglio o almeno a ritardare la richiesta di aiuti farmacologici. Contribuisce, anche, l'ambiente in cui il parto avviene, e la possibilità di muoversi e di assumere la posizione che si preferisce; e infine l'ansia o, al contrario, la sensazione di avere il controllo di quanto sta accadendo.

Grantly Dick-Read, un medico inglese nato a fine Ottocento e divenuto il fondatore del movimento per il parto naturale, sosteneva per esempio che un grosso ruolo sia giocato dalla paura. Vissuto in campagna, aveva osservato gli animali partorire, almeno apparentemente, senza grande sforzo. La sua teoria, in seguito, divenne che il dolore del parto sia legato alla tensione: ansia e paura contraggono i muscoli, aumentando il dolore e la sua percezione. Svanita la tensione, anche il parto diventerebbe agevole e poco doloroso, poco più che andare al bagno. Dick-Read, che aveva imparato le tecniche di rilassamento dello yoga da un soldato indiano durante la prima guerra mondiale, cominciò ad applicarle nelle vesti di ostetrico. Il suo *Nascita senza paura*, pubblicato nel 1942 e tradotto in una decina di lingue, è diventato un bestseller.

Idee simili erano quelle di Fernard Lamaze, medico francese che, nel corso di un viaggio con una delegazione del partito comunista in Russia, aveva visto applicare alcune tecniche basate sulle teorie del fisiologo Ivan Petrovich Paplov – sì, proprio lo scienziato scopritore del riflesso condizionato, quello che faceva salivare i cani al suono della campanella: lì, a metà degli anni cinquanta, il metodo basato sulle conoscenze paploviane era l'analgesia "ufficiale" durante il parto. Lamaze lo esportò in Occidente, e alla clinica Pierre Rouquès Métallurgistes (l'ospedale degli operai metalmeccanici a Parigi dove lavorava) allestì le sue lezioni di preparazione al parto. Anche secondo Lamaze il dolore sarebbe frutto di quei condizionamenti sbagliati, avvenuti nel corso dei secoli, che hanno portato a ritenere il parto un evento doloroso e pauroso. Per vincerlo serve ricondizionare la psiche delle donne, convincendole che il dolore non sia affatto inevitabile. Insieme ai molti consigli impartiti durante le sue lezioni – dalle informazioni sulla fisiologia del parto alle posizioni da assumere, fino alle tecniche per rilassare i muscoli – la respirazione alitante (simile a quella dei cani) che ancora oggi si impara in molti corsi pre-parto è opera sua: servirebbe come distrazione dal dolore, e ad ossigenare meglio il sangue. Lamaze era convinto del suo metodo ma, alla fine, solo il 18 per cento delle donne che avevano partorito seguendo le indicazioni dichiarò, in interviste da lui stesso raccolte, di non avere provato dolore: meglio di niente, ma certo non abbastanza per farne il metodo di analgesia ufficiale per il travaglio in Francia, come Lamaze avrebbe voluto.

Ultimamente, per spezzare il circolo vizioso tra dolore e tensione, sono stati proposti vari interventi, tutti variazioni sul tema del rilassamento: dallo yoga al travaglio in acqua, dall'ipnosi alla respirazione. Funzionano? Fino a non molto tempo fa non c'era modo di saperlo. L'ostetricia ha ottenuto in passato il poco invidiabile primato di "meno scientifica" tra le varie specialità mediche perché dedita all'applicazione su vasta scala di interventi che, a una considerazione attenta, si sono rivelati inutili o addirittura dannosi (per esempio la rasatura pubica o l'episiotomia preventiva, in mancanza di necessità). Le cose sono però cambiate, soprattutto grazie al movimento della *evidence-based medicine*, la "medicina basata sulle evidenze" –, che ha passato in rassegna gli studi clinici per trovare le prove dell'utilità di pratiche anche già ampiamente diffuse ma mai sottoposte a scrutinio: secondo un'analisi recente della Cochrane Collaboration, l'associazione internazionale fondatrice della *evidence-based medicine*, per quanto riguarda il controllo del dolore con metodi non farmacologici l'evidenza è ancora insufficiente sull'ipnosi e l'aromaterapia (tradotto: è improbabile che servano); «potrebbero funzionare» l'immersione in acqua, il rilassamento, l'agopuntura, i massaggi, e alcuni anestetici locali (nel senso che le donne che utilizzano queste tecniche dichiarano di aver provato meno dolore e ricordano con più soddisfazione l'evento del parto, ed è inoltre meno probabile che si arrivi all'impiego di forcipe o ventosa). Di certo, però, non si tratta di antidolorifici nel senso letterale del termine: l'unico intervento "efficace" resta l'epidurale. Al prezzo di qualche effetto collaterale in più.

Donna, (forse) partorirai senza dolore

L'utero di norma ha le dimensioni di un pugno, e pesa fra i 60 e i 70 grammi. Alla fine della gravidanza è il muscolo più grande e più grosso nel corpo di una donna, e arriva a quasi un chilo. Nel suo libro in cui descrive la storia del parto, parlando del picco delle contrazioni la giornalista Tina Cassidy si serve di un'immagine appropriata: «Come se una manovella meccanica stringesse sempre più forte un laccio intorno alla pancia». Più intensa è la contrazione, più i muscoli del corpo dell'utero tirano i muscoli circolari che controllano l'apertura della cervice. A questa sensazione si aggiunge il dolore associato allo stiramento dei legamenti e delle articolazioni del bacino che si allargano per fare spazio al bambino, e alla pressione esercitata dal suo corpo e dalla testa sulla colonna vertebrale e sulle parti basse via via che si avvicina il momento dell'uscita. I condizionamenti culturali contano, ma non c'è dubbio che anatomia e fisiologia facciano la loro parte.

Dagli amuleti alle pozioni è stato provato di tutto nel tentativo di alleviare in qualche modo il dolore: massaggi, pressioni o punture in altre parti del corpo venivano utilizzati per allontanare la mente da luogo e causa del dolore principale. Si pensa che un'altra possibile alternativa possa essere stato l'alcol, che nell'antico Egitto e in India venisse usato l'oppio, e che le donne delle popolazioni delle Ande masticassero foglie di coca. Inoltre, le proprietà analgesiche della mirra (la resina ricavata dalla pianta arabica, portata in dono dai Magi al bambino Gesù secondo il Vangelo) forse erano note agli antichi, che le impiegavano nel parto. Fino all'età moderna, però, non c'è stato molto da fare – e, in alcuni casi, si rischiava grosso anche solo a provare: nel 1591, in Scozia, una donna che aveva appena partorito e la sua levatrice furono bruciate vive con l'accusa di stregoneria, la prima per aver chiesto, e la seconda per aver fornito, un rimedio per alleviare il dolore del parto, sembra a base di porzioni di cadavere.

Il primo a utilizzare i farmaci tipici dell'anestesia per calmare il dolore del parto fu James Young Simpson, un medico di Edimburgo che nel 1847 somministrò l'etere (che l'anno prima William Morton aveva utilizzato nella prima dimostrazione pubblica a Boston) a una donna gravemente rachitica. Simpson, comunque, non trovò l'etere pratico da usare: se il travaglio durava ne occorrevano grosse quantità, mentre i fumi irritavano la gola e i polmoni degli astanti. Provò allora con il cloroformio, appena prodotto: dopo averlo sperimentato su di sé ed essersi intossicato, lo mise alla prova durante il travaglio della moglie di un medico. Ne versò mezzo cucchiaio su un fazzoletto inumidito e lo pose sulla bocca e sotto il naso della partoriente, ripetendo l'operazione ogni dieci minuti; il parto si concluse mentre la donna era profondamente addormentata, e al suo risveglio questa fu tanto soddisfatta di come erano andate le cose da chiamare la neonata Anaesthesia (in realtà un appassionato che ha indagato su questa storia sostiene che Anaesthesia fosse semplicemente il nomignolo affettuoso dato da Simpson alla bimba, battezzata Wilhelmina).

Tra le prime a sperimentare il travaglio sotto anestesia ci furono varie consorti di uomini celebri, come Fanny Appleton, la seconda moglie del poeta americano Henry Wadsworth Longfellow (che dopo averlo provato, fumandolo da una pipa, definì l'etere «la più grande benedizione di quest'epoca») ed Emma Wedgood, moglie del padre della teoria dell'evoluzione, Charles Darwin, che usò il cloroformio (una volta fu lui stesso a somministrarglielo) per la nascita degli ultimi due dei suoi otto figli, nel 1848 e nel 1850.

Questi primi tentativi non furono visti di buon occhio dalla Chiesa, dato che secondo il decreto biblico la donna doveva partorire nel dolore. Simpson, però, aveva ribattuto che, in fondo, Dio stesso fosse stato il primo anestesista, avendo addormentato Adamo per prelevargli la costola da cui creò Eva. Più che la sua retorica, infine, ad avere la meglio fu la caparbietà della regina Vittoria, la quale chiese e ottenne da John Snow (altro pioniere dell'anestesia) il cloroformio per far nascere il principe Leopoldo nel 1853 e poi, nel 1857, la principessa Beatrice. Il cloroformio per il parto, si potrebbe dire, era stato sdoganato; ma era comunque riservato alle signore ricche e potenti che potevano permettersi di ricorrere a un medico, e di certo non alla portata della maggioranza delle donne, in mano alle levatrici. In quei primi tentativi artigianali, pochi si preoccupavano delle possibili conseguenze per il neonato: si pensava, come per molte altre sostanze, che l'etere non potesse attraversare la placenta. Solo trent'anni dopo fu evidente che non era affatto così, e che l'anestesia poteva arrivare al bambino provocando, talvolta, delle gravi difficoltà respiratorie.

A reclamare diritto di cittadinanza per un modo ulteriore di combattere il dolore del parto furono le femministe americane. Dopo aver letto su una rivista di un metodo praticato in una clinica di Friburgo, nel 1914 Charlotte Carmody lasciò New York e i suoi tre figli per andare in Germania a partorire il quarto: le tedesche dell'alta società, raccontava l'articolo, partorivano in una struttura ai margini della Foresta Nera in cui si praticava il *Dämmerschlaf* (*twilight sleep*, in inglese). A indurre questo "sonno crepuscolare" era una miscela di scopolamina, un allucinogeno di origine vegetale, e morfina, che faceva cadere in uno stato di semincoscienza. Le donne si svegliavano ore dopo senza ricordare niente del travaglio, con il bambino in braccio; altrimenti, avrebbero ricordato anche la stanza con le pareti imbottite, le proprie urla, e il casco e le manette che erano state costrette a indossare per evitare che si facessero del male. La miscela induceva un forte stato di eccitazione, e il dolore non era cancellato: semplicemente, veniva rimosso dalla memoria. Agli inizi del Novecento, e per alcuni decenni, questo modo di partorire parve l'avanguardia della difesa dei diritti delle donne. Il "New York Times" pubblicò un'ode al sonno crepuscolare che cominciava con un verso di Wordsworth – «La nostra nascita non è che sonno e oblio» –, e in America, negli anni trenta del secolo scorso, la maggior parte delle donne partoriva sedata dai farmaci, spesso con polsi e caviglie legate, e a volte indossando la camicia di forza. Questa pratica, che da noi non ha mai preso piede, è andata avanti fino alla fine degli anni sessanta. Non meraviglia che la reazione sia stata la richiesta di rimettere l'esperienza del parto nelle mani delle donne.

Una vecchia conoscenza che richiama alla mente i gas anestetici dei primordi sta tornando oggi in auge come "aiutino" anti-dolore durante il travaglio. Nelle sue *Osservazioni sui vari tipi di aria*, nel 1772, lo scienziato inglese John Priestley identificò un gas, che in seguito i chimici moderni battezzarono *protossido di azoto*. Qualche anno dopo si scoprì che induceva in chi lo inalava uno stato di euforia, e per questo fu battezzato *gas esilarante*. All'epoca si cominciò a sniffarlo per ridere e, si dice che tra i suoi utilizzatori ci siano stati anche il poeta Samuel Coleridge e Winston Churchill.

Il capofila del suo ritorno per l'utilizzo in ostetricia è stato l'ospedale Buzzi a Milano, dove dal 2011 viene utilizzato come sollievo al dolore del travaglio. Ma anche altre cliniche si stanno muovendo, dalla Toscana al Veneto, per offrirlo alle donne, in aggiunta o in alternativa all'analgesia epidurale. Il perché è presto detto: non presenta particolari controindicazioni per la madre o il neonato, ed è facile da somministrare (quando sente arrivare la contrazione, la partoriente respira da una mascherina una miscela composta per metà di ossigeno e metà di protossido di azoto). Il rovescio della medaglia è che non c'è da aspettarsi granché. Come esemplifica Massimo Micaglio, direttore del servizio di anestesia ostetrica dell'ospedale Careggi a Firenze, che lo utilizza in sala parto, se poniamo a 100 il controllo del dolore da parte dell'epidurale, il protossido di azoto non supera il 20 o il 30. Per alcune donne è più che sufficiente, mentre altre chiedono "tutto qua, non avete altro?", dopo averlo provato.

Un altro dei motivi del suo ritorno è che per somministrare questo "parente povero" dell'epidurale non è indispensabile la presenza dell'anestesista: un medico deve prescriverlo, ma poi è l'ostetrica a fornire delle brevi istruzioni alla donna su come usare mascherina e boccaglio. Ciò la rende, con tutta evidenza, una soluzione assai meno costosa per quegli ospedali che non possono dedicare un medico a tempo pieno alla sala parto (e per questo stesso motivo non è vista di buon occhio da molti anestesisti). Ad ogni modo, se da noi rimane ancora quasi un'eccezione, il gas esilarante è molto diffuso in paesi europei come la Francia, l'Inghilterra e l'Olanda, dove è la seconda scelta dopo l'epidurale.

C'è un altro metodo analgesico che, dopo un brevissima parentesi, è stato bandito dalle sale parto nostrane, a differenza di quelle di alcuni altri paesi: l'iniezione di remifentanil. Si tratta di un potente derivato sintetico dell'oppio che ha gli stessi effetti della morfina, e che è usato già da alcuni anni nelle anestesie per le operazioni chirurgiche in quanto presenta caratteristiche ottimali: agisce in fretta (2 minuti) e altrettanto in fretta (3/4 minuti) ne svanisce l'effetto; per questo, durante gli interventi, viene somministrato in vena in infusione continua. Nel 2004 le prime sperimentazioni in Olanda di questo farmaco durante il travaglio hanno dimostrato che, efficace nel controllare il dolore, al pari di tutti i farmaci oppioidi può causare effetti collaterali seri (come la depressione del respiro), ed è quindi necessaria una sorveglianza specializzata anche maggiore che con l'epidurale. Anni fa l'ospedale Careggi di Firenze aveva avviato una sperimentazione ("oppio in sala parto", si disse) che, tra mille polemiche, fu stoppata.

A dominare in sala parto è oggi l'analgesia epidurale: questa tecnica, che consiste nell'iniettare farmaci anestetici attraverso un catetere sistemato nella parte bassa della schiena, di solito tra la terza e la quarta vertebra lombare, è l'evoluzione della tecnica impiegata in Germania a fine Ottocento dal medico Karl August Bier. Le prime iniezioni nella zona sacrale utilizzavano cocaina, in occasione degli interventi chirurgici alle gambe (che in questo modo rimanevano insensibili, mentre il paziente era sveglio), e a inizio Novecento un altro medico, Oskar Kreis, pensò che potesse essere una buona soluzione per il dolore del travaglio: ebbero così inizio le prime sperimentazioni sulle partorienti. Nel tempo i farmaci usati sono cambiati e ora di solito si tratta di una miscela di anestetici locali molto diluiti e farmaci oppioidi – e la tecnica si è raffinata. All'inizio nausea e vomito per le partorienti erano quasi la norma, mentre adesso sono una rarità, e spesso i grossi aghi utilizzati perforavano la membrana che riveste il midollo spinale, la dura madre, provocando un fortissimo mal di testa (un effetto collaterale che ancora oggi, di rado, può capitare).

Negli Stati Uniti partorire con l'epidurale è quasi la norma – lo fa più del 90 per cento delle donne – e di solito il dosaggio dei farmaci è più alto che da noi, tanto che spesso il dolore è annullato del tutto. La donna, però, non riesce a camminare, o ha bisogno del catetere perché non controlla la vescica. In Giappone, viceversa, è una rarità. In Italia, ancora oggi, usufruirne o no dipende molto da dove si partorisce: in alcune regioni e in alcuni ospedali è a disposizione ventiquattr'ore su ventiquattro, in altri solo di giorno e nei giorni feriali, in altri ancora solo a pagamento.

Capitolo 8

"È nato!"

I problemi semplici, come fare una torta, sono, appunto, semplici. Trovate una buona ricetta e la seguite. I problemi complicati, per esempio mandare un razzo sulla Luna, sono molto più difficili, ma per definizione risolvibili. Una semplice ricetta non è sufficiente, dovete avere formule esatte. Ma i problemi complessi, come per esempio crescere un bambino, sono completamente differenti. Le ricette, le formule, hanno un'applicazione molto limitata. Non importa quanto bravi siate, non potete mai essere sicuri del risultato.

Murray Enkin

I giochi sono fatti, ma...

C'è chi ricorda il primo incontro dei due sguardi; chi il sorprendente odore di buono del neonato; chi lo strillo acuto che segnala il suo arrivo: comunque sia andata, per qualunque via sia uscito, ora il bambino è lì e, bella o brutta che sia stata l'esperienza della sua nascita, una madre può raccontarla. Ma per il bambino com'è stato nascere? Cosa ha provato nel venire al mondo? Se c'è un mistero che forse non sarà mai risolto, è proprio questo. Negli anni settanta le parole di Frederic Leboyer, uno degli ispiratori del parto naturale, cambiarono il nostro pensiero intorno al modo in cui i bambini vengono al mondo; il suo *Nascita senza violenza*, pubblicato in Francia nel 1974, è più un racconto poetico che un testo medico, un appello accorato a rendere dolce e "umano" il momento della nascita. La norma, per decenni, era stata accogliere l'arrivo del bambino al mondo con una sculacciata per farlo piangere e "aprirgli i polmoni", poi pesarlo, lavarlo e vestirlo. Poteva capitare che la madre lo rivedesse dopo due giorni.

Oggi, forse, la descrizione della nascita dal punto di vista del bambino fatta da Frederic Leboyer fa un po' sorridere: dopo tutto, se nessun neonato ha mai testimoniato che nascere in ospedale nelle condizioni un po' crude in vigore fino a non molti anni fosse davvero la tortura che appare, nessuno ha neppure mai detto di essersi sentito sollevato dal bagno caldo da lui proposto per addolcire l'uscita dall'ambiente dell'utero – ma se oggi si usano certe accortezze, come tenere le luci basse in sala parto e una temperatura non troppo fredda, se il bambino viene deposto almeno per qualche istante sul seno della madre appena nato, è anche merito suo.

Oggi non più solo i teorici del parto naturale, ma anche vari scienziati, cominciano a considerare l'idea che l'ingresso nel mondo sia davvero un evento traumatico. «La cosa più stressante che accade a un bambino è nascere», ha detto Vivette Glover, neonatologa e psicobiologa che per decenni, all'Imperial College di Londra, ha studiato gli effetti dello stress in gravidanza su madre e bambino. Secondo lei, non è escluso che quest'ultimo possa sentire dolore al momento della nascita, non fosse altro che per la forte pressione che subisce su corpo e testa passando nel canale del parto; del resto, come l'esperienza femminile conferma senza ombra di dubbio, il fatto che la natura abbia predisposto tale meccanismo nel corso di milioni di anni non basta a eliminare una simile possibilità. In alcuni studi mirati a trovare una misura oggettiva di questo ipotetico trauma è stato misurato il livello degli ormoni dello stress nel sangue del cordone ombelicale: esso, in effetti, è risultato assai elevato, anche se diverso a seconda della modalità del parto (nei parti assistiti con forcipe o ventosa è stato riscontrato il più alto, nel cesareo il più basso, mentre nel parto vaginale una via di mezzo). Ma sul significato di questi dati l'interpretazione non è univoca, perché per quanto ne sappiamo potrebbe anche darsi che ci sia un livello "giusto" di stress (e che sia quello garantito dal parto naturale) o che davvero, nonostante altri rischi e controindicazioni, la nascita con il taglio sia la meno traumatica per il bambino.

Ci sono, poi, altre implicazioni della ricerca sullo stress neonatale. Un filone piuttosto nuovo mira a capire se l'intensità dei primi traumi (magari il dolore provato per alcune manovre mediche) possa influenzare il comportamento del bambino o dell'adulto, la sua risposta al dolore e la soglia a cui lo percepisce e tollera. È anche per queste preoccupazioni, nonostante non siano ancora documentate in maniera completa, che si cerca di rendere il più accogliente possibile l'ambiente dei neonati, in particolare di quelli che nascono prematuri, e di usare cautele e accortezze che ne attutiscano l'ingresso nel mondo – dal lasciare le incubatrici al buio per almeno alcune ore al giorno, al ridurre per quanto possibile le manovre troppo invasive. Su quanto dolore provi davvero il neonato (o addirittura il feto) se ne sa ancora poco; ma è probabile che questa sia una delle tematiche da cui, in futuro, arriveranno altre novità sul modo in cui ne va trattato l'arrivo.

C'è un altro aspetto dei primi momenti dopo la nascita su cui si sta assistendo a un cambiamento di rotta rispetto alla pratica consolidata: qual è il momento migliore per tagliare il cordone ombelicale? In entrambe le mie gravidanze è stato così veloce che non ne ho alcun ricordo: ho visto le mie bimbe, ho fatto in tempo a cogliere quello che mi è sembrato uno sguardo stupito, come a dire "che ci faccio qui?", e un attimo dopo eravamo separate. Nella maggior parte dei casi avviene così, ma pare che si possa (e talvolta sia meglio) aspettare: secondo alcune ricerche il *clampaggio tardivo* – il termine tecnico che indica la pratica di legare il cordone ombelicale alcuni minuti dopo la nascita – avrebbe il vantaggio di rispettare di più la fisiologia del neonato, consentendogli di continuare a ricevere il sangue ricco di ossigeno della placenta mentre si adatta a respirare con i polmoni, e di mettere da parte riserve di ferro, per prevenire l'anemia nei primi anni di vita.

Di solito il cordone viene tagliato entro il primo minuto per il timore che aumenti il rischio di emorragia della madre e l'ittero del bambino, ma le ultime ricerche smentiscono queste paure. E la pratica attuale è probabilmente dettata anche da difficoltà, per così dire, logistiche: dove si tiene il bambino umido e scivoloso appena uscito dal corpo della madre, ma ancora attaccato a lei? Sono minuti, certo, ma potrebbero sembrare un'eternità.

Finora era prevalsa l'idea che, per favorire il passaggio del sangue placentare, fosse necessario posizionare il bambino a un livello più basso rispetto al corpo della madre; ma da un recente studio sembra emergere che niente cambi dal punto di vista del trasferimento di sangue se il bambino se ne sta rannicchiato sul seno della mamma per il tempo considerato necessario – tra i 120 e i 180 secondi, gli stessi istanti in cui si stabilisce il primo indelebile contatto con una persona mai vista, e già profondamente conosciuta.

Oggi, anche se il cordone viene tagliato subito, in molti ospedali viene seguita l'indicazione di mettere il bambino sul seno della madre appena è nato e, dopo averlo asciugato, ma senza lavarlo, di lasciarlo nudo a contatto con la pelle di lei, nelle prime ore di vita. Da solo sarà lui stesso, come guidato da un istinto misterioso, a cercare il seno e, incredibilmente, a sapere in qualche modo cosa fare. Quando dalla sala parto la mamma torna nella sua stanza lui vi si trasferisce con lei, a bordo di una culla e indossando i suoi primi vestitini.

Già a inizio Novecento Pierre Budin, considerato il padre della neonatologia moderna, si accorse che le madri che erano state tenute separate dai bambini sembravano perdere interesse per i figli dopo la loro nascita; gli fu dunque evidente che il periodo subito successivo al parto fosse cruciale per lo stabilirsi dell'attaccamento, e che le neomamme andassero incoraggiate a tenere vicini i propri figli, e a nutrirli da subito al seno.

A coniare il termine *rooming-in* furono due psicologi americani, Arnold Gesell e Frances Ilg, durante la seconda guerra mondiale. Vennero fatte le prime esperienze, più che altro però per una questione di necessità: gli ospedali erano affollati e le infermiere scarseggiavano, per cui era più conveniente che mamme e bambini soggiornassero nella stessa stanza (anche per cercare di evitare le infezioni che prosperavano nell'ambiente del nido).

Durò poco; con tutta probabilità l'idea era troppo avanti per quei tempi, e riaffiorò solo negli anni settanta. In Svezia, uno dei primi studi a fare un confronto tra le mamme che avevano tenuto i bambini nella propria stanza durante il soggiorno in ospedale e quelle che, secondo la prassi comune, li avevano lasciati al nido, mostrò che al ritorno a casa (senza grosse sorprese, viene da dire) quelle con i figli in camera si erano dimostrate più "competenti" e sicure, meglio in grado di capire il pianto del bambino e meno bisognose di aiuto esterno. Ma il rooming-in è entrato nella pratica soprattutto grazie al supporto da parte di Unicef e Organizzazione Mondiale della Sanità, che hanno iniziato a incoraggiarlo sulla base degli studi che dimostravano come le prime 48 ore siano cruciali affinché si stabilisca una buona relazione tra madre e bambino.

Oggi è una routine in molti ospedali, ma le modalità con cui viene messo in pratica possono differire. Spesso la scelta è lasciata alle mamme, che possono tenere il bambino in camera, e portarlo al nido quando abbiano bisogno di affidarlo a qualcuno o riposarsi. A volte, più che un incoraggiamento, quello di tenere il bambino in camera diventa quasi un obbligo; e sorge il (ragionevole) dubbio che, oltre alle motivazioni scientifiche, dietro il "consiglio" ci siano motivazioni meno nobili, come il risparmio dei costi sanitari.

Virginia Apgar: chi era costei?

Di solito si intravede nelle prime foto scattate in ospedale: un fagottino grinzoso con, attaccata alla culla trasparente, una "pagella" che ne riporta nome e voti. Oggi, che nasca nella più moderna delle cliniche o in un ospedale nella foresta, appena viene al mondo un neonato riceve un giudizio immediato che riassume il suo stato di salute: se è un 10, come nelle pagelle delle scuole elementari, tutto va per il meglio; sono buonissimi voti anche 7, 8 e 9, mentre quelli sotto il 5 sono il segnale immediato che c'è qualcosa che non va, ed è necessario un intervento da parte dei medici.

Pochi sanno che il nome di questo punteggio è *indice di Apgar*; ancora in meno, probabilmente, sanno che Apgar è un cognome. Virginia Apgar nacque nel 1909 in New Jersey, da una famiglia con notevoli difficoltà economiche che però le trasmise la curiosità e la passione per la scienza: suo padre faceva l'inventore per hobby, ed era spesso impegnato nella costruzione di telescopi e strumenti scientifici amatoriali nella cantina di casa. Virginia studiò grazie a una serie di borse di studio e mantenendosi con ogni genere di lavoro (dalla cameriera all'accalappiatrice di gatti per i laboratori di zoologia dell'università); fu una delle prime donne ad essere ammessa alla scuola di chirurgia della Columbia University a New York, iniziata a settembre del 1929, alla vigilia del crollo dei mercati della Grande Depressione. Anche se molto brava e promettente, il direttore del dipartimento le sconsigliò di continuare per quella strada: era improbabile che una donna chirurgo potesse farsi largo tra i colleghi maschi. La Apgar, oltretutto, aveva un gran bisogno di lavorare essendosi indebitata per studiare, per cui si lasciò convincere a scegliere anestesiologia (all'epoca a malapena una specializzazione). Si buttò a capofitto nel nuovo lavoro, con la medesima energia che avrebbe riservato a tutte le altre imprese della sua vita, così divenne la seconda donna a specializzarsi in quella branca e il primo professore donna nella storia della Columbia University.

Oltre all'attività al fianco dei chirurghi si interessava di anestesia durante il parto, e lavorando con gli ostetrici si sorprese nel vedere come tutta l'attenzione fosse concentrata sulla donna, mentre pochissima veniva riservata ai neonati, specie quelli che nascevano con qualche problema: se erano troppo piccoli, prematuri, presentavano malformazioni o seri problemi di respirazione erano spesso classificati come nati morti, tolti dalla vista e abbandonati a se stessi. Si pensava che fosse la scelta migliore, ma la Apgar tentò invece di fare qualcosa.

Si dice che abbia appuntato uno schizzo di quello che poi sarebbe divenuto il "suo" indice sul retro di un avviso, durante un pranzo nella mensa dell'ospedale. Uno studente di medicina le avrebbe chiesto come si potesse dare un giudizio clinico su un neonato, e la sua risposta sarebbe stata: "Semplice, si fa così". Dopodiché avrebbe buttato giù uno schema con i 5 parametri da usare come metro di giudizio: frequenza cardiaca, respirazione, tono muscolare, colore della cute e riflessi, ciascuno rappresentato con un punteggio di 2, 1 o 0 a seconda che fosse nella norma oppure no. La somma, da 0 a 10, dà un'idea immediata delle condizioni del bambino: se la sua pelle è rosea (compresi mani e piedi), fa dei respiri vigorosi, piange, agita braccia e gambe e ha una frequenza cardiaca superiore a 100, prende un 10 a significare che è in condizioni perfette; punteggi sotto il 4 denotano un bambino cianotico e con scarso tono muscolare.

Nel 1952, dopo aver testato il suo metodo su un migliaio di neonati, la Apgar lo presentò a una conferenza: fu accolto con entusiasmo, e da allora è stato progressivamente adottato il tutto il mondo.

Per quanto semplice e banale possa sembrare l'idea, il punteggio di Apgar (che in inglese è diventato l'acronimo per i parametri che misura: *Appearance, Pulse, Grimace, Activity and Respiration*), ha trasformato la neonatologia. Innanzitutto, ha richiesto che gli operatori si soffermassero a considerare, in fretta ma con attenzione, le condizioni del bambino; e ha fornito uno standard uniforme, pratico e facile da calcolare per valutarle e paragonarle. Ha anche consentito di accorgersi che qualcosa poteva essere fatto anche per i neonati che nascevano in condizioni critiche: per esempio, assegnando il punteggio a un minuto dalla nascita e poi dopo cinque minuti, ci si è accorti che un bambino che in principio aveva un indice pessimo, se ossigenato e riscaldato, cinque minuti dopo poteva ottenere un ottimo punteggio. Si è anche visto che alcuni interventi funzionavano meglio di altri: l'anestesia spinale e quella epidurale, per esempio, facevano nascere bambini con punteggi migliori rispetto a quella generale. Si può affermare che gli strumenti di rianimazione adatti per i neonati, le unità di terapia intensiva neonatale e il monitoraggio del battito cardiaco fetale siano nati sulla spinta dell'idea di Apgar e, nonostante le numerose innovazioni intervenute in neonatologia, alle soglie del nuovo millennio il "New England Journal of Medicine" riportò che il suo indice era importante, per predire la sopravvivenza dei neonati, tanto quanto lo era cinquant'anni prima.

Nascere, oggi, è un evento estremamente più sicuro di quanto fosse anche solo cinquant'anni fa: in Italia oltre il 99 per cento dei neonati ha alla nascita un punteggio di Apgar compreso tra 7 e 10, e meno dell'1 per cento risulta in condizioni gravi. Quelli con i punteggi peggiori sono di solito i neonati prematuri e quelli con un peso inferiore a 1,5 chili – un dato che radiografa la situazione: oggi, in tutto il mondo sviluppato, la prematurità è la prima causa di morte infantile.

Chi l'ha conosciuta racconta che Virginia Apgar teneva sempre un coltellino e un tubicino di plastica nella borsa, per eseguire tracheotomie d'urgenza nel caso le fosse capitato di assistere qualcuno che stesse asfissiando. Pare che l'abbia fatto una mezza dozzina di volte, e si racconta fosse solita dire: «Nessuno, ma proprio nessuno smetterà di respirare se ci sono io».

L'allattamento: la natura ci pensa, ma non del tutto

Esiste un vaccino che può prevenire più di un milione di morti infantili l'anno, poco costoso, sicuro, somministrabile per bocca e che non ha bisogno di frigoriferi per essere conservato: è il latte materno. A definirlo così è stato, più di vent'anni fa, un articolo pubblicato su "Lancet"; parole lusinghiere che sancivano la conclusione definitiva di un lungo periodo durante cui il latte artificiale era stato considerato la scelta migliore, e l'allattamento al seno una pratica demodé. Questione chiusa – sembrerebbe –, almeno dal punto di vista medico. Invece, oltre che nelle pagine delle riviste specializzate (su cui continuano a fiorire studi e aggiornamenti), latte e allattamento finiscono spesso anche in quelle di cronaca: solo per citare gli ultimi casi capitati mentre scrivevo queste pagine, in Toscana e Liguria alcuni pediatri sono stati arrestati con l'accusa di avere spinto le madri dei loro piccoli assistiti a utilizzare latte artificiale in cambio di regali dalle parte delle ditte produttrici; il personale del blasonato hotel Claridge di Londra ha invitato una donna che allattava nella sua sala da té a coprirsi con un tovagliolo (e il leader del partito anti-europeista inglese Nigel Farage ha difeso la direzione dell'albergo sostenendo che la donna avrebbe dovuto sedersi in disparte anziché al centro della sala); infine, Papa Francesco ha dato l'"autorizzazione" ad allattare i neonati in chiesa. Al tema – in apparenza neutro e privato – della modalità con cui una madre sceglie di alimentare suo figlio si affiancano infinite motivazioni di natura scientifica, sanitaria, sociale e politica.

Sul latte materno in quanto tale l'interesse scientifico si è riacceso di recente, dopo anni di disinteresse. David Mills, un ricercatore dell'università della California che ha compiuto diversi tra i più recenti studi del nuovo filone, l'ha definito un *liquido geniale*: volendo abbozzare una lista grossolana dei suoi ingredienti, contiene un insieme di grassi, proteine e zuccheri in rapporto di 1 a 3 a 7. Fino a non molto tempo fa si riteneva che la sua principale funzione fosse di nutrire e far crescere in fretta un neonato, ma si è poi scoperto che ha molte altre proprietà aggiuntive, soprattutto a difesa dell'organismo: è ricco di cellule del sistema immunitario, di staminali e di centinaia di altre molecole che sembrano aiutare a proteggere dalle infezioni, spegnere le infiammazioni e favorire lo sviluppo degli organi. Una classe di sostanze su cui ultimamente si è concentrata parecchia attenzione sono alcuni carboidrati complessi, chiamati *oligosaccaridi*. Già più di cinquant'anni fa si era scoperto che abbondano nel latte materno, ma il nostro stomaco non può digerirli. La domanda irrisolta era: che ci stanno a fare?

A fine Ottocento era stato notato che i bambini allattati con il latte materno sopravvivevano più spesso di quelli nutriti con il biberon, e a inizio Novecento, dall'analisi chimica, si scoprì che il latte umano conteneva un tipo di lattosio diverso da quello del latte di mucca. Cinquant'anni dopo fu dimostrato che questo diverso lattosio consiste in realtà di centinaia di oligosaccaridi che promuovono la crescita di microbi chiamati *bifidobatteri* e, di recente, grazie alle più avanzate tecniche di analisi chimica e fisica, gli scienziati sono riusciti a capire che nella pratica esiste un solo tipo di batteri che prospera grazie agli oligasaccaridi del latte, il *Bifidobacterium longum biovar infantis*. Forse arriva nell'intestino del bambino quando è ancora nell'utero, forse durante il passaggio nel canale del parto o forse proprio con il latte; fatto sta che in breve tempo il microbo colonizza e domina la flora batterica intestinale dei neonati allattati al seno (mentre negli adulti rappresenta solo il 3 per cento) e si nutre dei carboidrati indigeribili del latte materno, rendendolo digeribile. Sembra poi svolgere altre funzioni utili, come mettere fuori gioco i microbi cattivi consumando tutti gli oligosaccaridi di cui si nutrono, e produrre a sua volta delle molecole che consentono di prosperare ad altri microbi benefici per la salute del bambino.

Le varie formule di latte artificiale riproducono in maniera abbastanza fedele le proprietà nutritive del latte materno, ma non si è ancora riusciti a ricreare artificialmente in laboratorio il mix speciale di proprietà legate agli oligosaccaridi, e al modo in cui sembrano promuovere lo sviluppo della giusta flora batterica. Per questo le aziende seguono con interesse gli sviluppi della ricerca, che potrebbe essere d'aiuto anche ai nati prematuri: esiste, infatti, una temibile complicazione che li colpisce, l'enterocolite necrotizzante, che porta alla distruzione dei tessuti dell'intestino. Non se ne conosce bene il motivo, ma se i prematuri vengono nutriti con il latte materno, pur senza annullarsi del tutto, il rischio della complicazione diminuisce. Una delle ipotesi è che nell'intestino di questi piccoli non si sia ancora sviluppato un ambiente favorevole – in altre parole, che ad essere immaturo sia anche il microbiota dell'intestino (l'insieme dei microrganismi che lo popolano). Uno dei tentativi fatti finora, con risultati non sempre incoraggianti, consiste nell'integrare il latte con i batteri "buoni", o con il substrato adatto a farli sviluppare (vale a dire gli oligosaccaridi).

La formula di un simile latte artificiale sarebbe un sicuro successo commerciale, e la dimostrazione indiretta di quanto l'"originale", plasmato da duecento milioni di anni di evoluzione, sia molto difficilmente imitabile.

Le ragioni citate più spesso dalle varie agenzie sanitarie a sostegno dell'allattamento naturale sono che, come emerso da ormai numerosi studi, esso fornisce i nutrienti nella giusta quantità e proporzione, abbassa il rischio di obesità del bambino nell'infanzia e nell'adolescenza, aiuta il suo sistema immunitario a combattere infezioni virali e batteriche e, probabilmente, riduce il rischio di morte in culla. Rende anche i bambini più intelligenti? È un argomento assai dibattuto e scottante, anche per le sue implicazioni. Se una madre non può o non vuole allattare al seno, priva suo figlio di qualche chance in più nella vita e gli impedisce di raggiungere i migliori risultati scolastici? Come nel caso di molti altri effetti benefici che gli vengono attribuiti, è stato osservato che il latte materno contiene sostanze specifiche importanti per il cervello, in particolare acidi grassi come il DHA (lo stesso contenuto nei supplementi di vitamine per la gravidanza e nel pesce): secondo la logica conclusione, sostanze che favoriscono lo sviluppo del cervello dovrebbero favorire anche l'intelligenza. Inoltre, come emerso in diversi altri studi, l'allattamento aiuterebbe lo stabilirsi di un legame affettivo tra la mamma e il figlio, a sua volta considerato una componente importante dello sviluppo cognitivo.

Verificare che nella realtà sia davvero così, e quanto contino gli innumerevoli altri fattori che possono influenzare qualcosa di complesso come l'intelligenza, non è semplice. Vari studi hanno osservato – cercando di tener conto di altre variabili, dalle doti intellettive dei genitori al modo in cui il bambino è stato allevato –, differenze significative nelle abilità cognitive dei bambini allattati al seno rispetto a quelli nutriti col biberon; ma diversi altri non ne hanno trovate, o ne hanno riscontrate di minime. Un recente studio che ha paragonato oltre millesettecento coppie di fratelli dai 4 ai 14 anni, di cui uno allattato al seno e l'altro no, non ha evidenziato differenze nell'intelligenza (misurata con test che andavano dalla comprensione della lettura alle abilità matematiche e mnemoniche). Alcuni ricercatori si chiedono se, a fare la differenza, non sia tanto il tipo di latte quanto l'ambiente più favorevole in cui cresce il bambino nutrito con il latte materno: le statistiche mostrano, questa volta invariabilmente, che è più probabile che siano le donne con una buona istruzione e una buona posizione socio-economica ad allattare al seno i propri figli – i quali, dunque, sarebbero favoriti nell'istruzione e nella vita, ma non (o non solo) a causa del latte che li ha nutriti.

Il difficile non è cominciare: il 95 per cento delle donne, nei sondaggi a inizio gravidanza, dichiara infatti di voler nutrire al seno il figlio che nascerà, e oltre l'85 per cento lo fa davvero, attaccando il bambino nelle prime ore dopo la nascita. Già in ospedale, però, qualcuna rinuncia, mentre per qualche altra lo scoglio è rappresentato dall'arrivo a casa; la prima visita dal pediatra segna l'abbandono di un'altra piccola percentuale di donne, e il rientro al lavoro è il giro di boa per una più grande, finché le donne che allattano al seno in modo esclusivo il loro bambino fino ai

6 mesi, come raccomandato dall'Organizzazione Mondiale della Sanità, arrivano ad essere meno della metà.

Insieme a tante altre pratiche legate alla gravidanza, l'allattamento ha attraversato periodi di successo e altri in cui è stato considerato del tutto fuori moda, e non solo negli ultimi decenni. Nell'antichità, dalla Grecia a Roma, le madri delle classi più elevate affidavano i propri figli alle balie (serve o schiave), e il medico Sorano di Efeso, considerato il fondatore dell'ostetricia scientifica, consigliava il latte di una nutrice che non fosse la madre: il neonato sarebbe venuto su più robusto. Pochissime voci sostenevano il contrario.

Oggi la scienza conferma che il latte materno è il miglior nutrimento, le agenzie sanitarie lo promuovono e, pur tra mille spinte e pressioni commerciali contrastanti, il messaggio bene o male arriva alle mamme. Una delle più grandi e longeve illusioni che circondano l'allattamento è però quella che, essendo naturale, esso *venga da sé*. Spesso, poi, si parla della dolcezza e del romanticismo dell'allattamento, mentre esiste un'altra e meno citata faccia della medaglia: talvolta, e soprattutto all'inizio, allattare può essere doloroso; è un impegno *full-time* nel vero senso della parola, a cui, anche se si conosce la teoria, difficilmente si è preparate nella pratica; e, infine, per quanto sia "naturale" la maggior parte delle donne non ha mai avuto occasione di vedere da vicino come si faccia, o almeno di avere informazioni precise su come funzioni.

Di certo sull'iniziare e proseguire l'allattamento influisce l'ambiente ospedaliero, il modo in cui è organizzato e le informazioni che vengono date alle mamme. Non a caso negli "ospedali amici dei bambini", un progetto lanciato all'inizio degli anni novanta dall'Unicef e dall'Organizzazione Mondiale della Sanità per promuovere l'allattamento al seno, i tassi sono più alti, e la percentuale delle donne che allattano è maggiore tra coloro che hanno potuto attaccare al seno il bambino subito dopo il parto, e tenerlo vicino durante i giorni di degenza. Gli operatori – medici, ostetriche, infermiere – con conoscenze specifiche sull'allattamento, e la formazione per trasmetterle alle donne, però scarseggiano e sono presenti in pochi ospedali.

Il successo si gioca anche dopo: una volta a casa, senza una rete di supporto, l'ambiente giusto e le giuste informazioni, è facile che si interrompa. Non è forse un caso che le culture tradizionali imponessero alle donne un periodo di "confinamento" dopo il parto (di solito alcune settimane) in cui la neomamma non doveva far altro che prendersi cura di se stessa e del bambino, evitando il più possibile contatti e interferenze con l'esterno. Tra superstizioni, pratiche rituali e consigli controproducenti – in Cina, per esempio, quello del riposo a letto – c'era la consapevolezza che a madre e bambino servissero tempo e tranquillità per adattarsi, conoscersi e far procedere l'allattamento.

Oggi a interferire in modo negativo possono essere fattori psicologici sottili: magari la voce delle nonne che negli anni sessanta e settanta hanno vissuto il biberon come una conquista, e sussurrano all'orecchio della neomamma frastornata: "Sei sicura che il bambino cresca abbastanza? Piange... avrà fame? Avrai abbastanza latte? Come farai a tenerlo in continuazione attaccato al seno?"; oppure fatti più concreti, come la mancanza di chi fornisca un sostegno per i lavori in casa, o si occupi degli altri figli e del resto della famiglia. Le cose, in genere, migliorano e si stabilizzano nel giro di poche settimane, perfino dopo un avvio problematico, ma per molte donne è difficile anche solo immaginare il momento in cui ciò avverrà. «Vanno date informazioni tecniche, spiegazioni su come funzioni la fisiologia dell'allattamento e quali siano i parametri normali di crescita del bambino. Ma la prima e più importante forma di sostegno è dire alle donne che hanno tutte le risorse necessarie, e che ce la possono fare» mi dice Maria Enrica Bettinelli, che alla

ASL di Milano coordina da anni sul territorio progetti di sostegno all'allattamento. Non esistono ricette universali. Nella pratica, perfino le "buone intenzioni" – quelle raccomandazioni che, in teoria, hanno dimostrato di servire a promuovere l'allattamento – a seconda di come sono gestite possono finire per trasformarsi nel loro opposto. E questo l'ho sperimentato di persona.

Con la mia prima figlia passai i suoi primi due giorni di vita in un reparto che era un porto di mare: gente che andava e veniva a tutte le ore, chiacchiere, fiori, congratulazioni... c'erano poi le visite dei medici, documenti da fare, la lettera di dimissioni. Nel marasma di quelle ore, che ricordo super-impegnate, per quanto riguarda l'allattamento feci tutto secondo le "regole". Tenni mia figlia quasi sempre con me in camera, come consigliato, provai ad attaccarla al seno e, anche se mi faceva un gran male, secondo l'ostetrica lo stavo facendo nel modo giusto. Avevo sentito dire che nei primi giorni il neonato succhia solo qualche goccia di colostro e tanto gli basta; non avendo altre informazioni pensai che andasse bene così, e che le cose si sarebbero sistemate all'arrivo a casa. Quando però fu pesata l'ultima volta, al momento delle dimissioni, si scoprì che mia figlia era calata di peso un poco più dello standard considerato normale: questione di pochi grammi, ma la pediatra di turno mi trattò come un'incosciente che metteva a rischio la salute di sua figlia, e mi impose di dare il primo biberon lì sul posto, dopo aver scarabocchiato su un foglio le dosi per proseguire – numeri che, in quel momento, mi parvero astrusi come equazioni differenziali.

A casa, con il mio fagottino urlante e affamato, non ne sarei mai venuta a capo (e forse non ci avrei neppure riprovato) se non avessi avuto un'ostetrica di fiducia a darmi una mano e suggerirmi come fare. Allattai mia figlia per un po', ma la partenza sbagliata mi aveva reso più sensibile alle pressioni e alle critiche: la bimba piangeva, e nonostante tutto quello che avevo letto e sentito, anch'io mi convinsi di non avere abbastanza latte. E, a forza di "giunte", il latte durò davvero poco.

Quattro anni dopo mi ero ripromessa di riprovarci, nello stesso ospedale: non ci fu bisogno di bandire il via vai delle visite per concentrami su quel che era più importante, come mi ero imposta, perché nel frattempo il reparto aveva stabilito degli orari al di fuori dei quali la porta rimaneva chiusa. Nonostante il consiglio fosse di tenerla in camera, per la notte affidai mia figlia al nido perché, esausta, pensai che fosse meglio affrontare in forze ciò che mi aspettava. Autorizzai un'ostetrica che mi parve rude ma sensata («Quali coliche, signora? Non lo vede che la bimba ha fame?») a calmare mia figlia con qualche goccia di soluzione glucosata, o un po' di latte artificiale, che nessuno pareva azzardarsi a proporre, nel timore – immagino – che l'atteggiamento venisse interpretato come un modo per scoraggiare il mio allattamento. Per il resto del tempo mi cimentai ad attaccare al seno la mia piccoletta: faceva male come la prima volta, ma ero preparata, e non mi lasciai scoraggiare.

Stavolta, invece, le difficoltà arrivarono dopo che era stata ampiamente superata la boa dei 6 mesi, quando, a svezzamento già ben avviato, mia figlia continuava a svegliarsi anche sette-otto volte per notte per ciucciare. Morta di sonno e di stanchezza, cominciai a sbirciare nei forum di discussione delle associazioni che promuovono l'allattamento, accorgendomi che, alla domanda di altre madri nella mia stessa situazione, la risposta prevalente era "tutto normale": il consiglio era di adeguarsi, sistemandosi il meglio possibile per affrontare le nottate, e di considerare che fin dai tempi delle caverne i cuccioli di uomo dormono di quel sonno interrotto. Nessuno pareva tenere conto della necessità di alzarsi la mattina, di lavorare o di pensare al resto della famiglia, per non parlare di se stesse. Da parte mia decisi che se quella situazione andava bene ai tempi delle caverne, di sicuro non poteva funzionare per me e, un giorno dopo l'altro, mi misi d'impegno per far accettare il biberon alla mia bimba, nella speranza che una dose di latte artificiale la sera potesse placarla fino alla mattina. Non saprò mai se sia stato un caso, ma funzionò.

Per me fu un sollievo, seppure venato da qualche senso di colpa, ma dal punto di vista delle sostenitrici dell'allattamento fu un errore indotto da informazioni sbagliate: avrei potuto proseguire. La strada per continuare in una situazione simile, tutt'altro che rara, avrebbe potuto essere quella di tirarsi il latte la sera e fare a turno con il compagno per le sveglie; oppure tirarsi comunque il latte in modo da non farlo andare e via, e continuare ad allattare di giorno. Sempre, ovvio, che una desiderasse continuare.

In nome dei suoi effetti positivi, anche l'allattamento al seno, al pari di quello in formula, viene talvolta *prescritto* proprio come se fosse un farmaco; una regola che non si può trasgredire per il bene del proprio figlio, cosa che può contribuire a scoraggiare e demotivare. Il sostegno vero, il più difficile da offrire e da ottenere, è quello che si presta all'ascolto delle esigenze, e che fornisce non consigli e comandamenti, ma argomenti in base ai quali una donna possa fare la propria scelta.

In questo, l'allattamento non è per niente diverso da molti altri temi riguardanti la gravidanza: risalire alla fonte dei vari "si dice", quando si tratta di consigli e regole, per scoprire *perché* lo si dice, spesso ha un effetto liberatorio; per me è stato, più di una volta, la via d'uscita da un'impasse. Quando si scopre la motivazione più vera e profonda alla base di tante prescrizioni si può capire, e a quel punto decidere, fidandosi: di se stesse, e della propria capacità di intuire i bisogni del bambino. E anche i propri.

Ringraziamenti

Desidero innanzitutto ringraziare Martha Fabbri, che mi ha incoraggiata nell'idea che le mie curiosità potessero essere materia per un libro, e che mi ha dato le prime essenziali dritte su come passare dall'idea alla realizzazione pratica. E poi Stefano Milano, direttore editoriale di Codice, che ha accettato senza indugi la mia proposta, ed Enrico Casadei, che ha seguito l'evoluzione del libro *in the making*.

Ringrazio poi gli esperti che, nei campi più diversi – dall'ostetricia alla storia della medicina, dalla statistica all'epidemiologia – mi hanno fornito informazioni competenti, suggerimenti per la ricerca, indicazioni bibliografiche, e hanno anche avuto la pazienza di rileggere le mie pagine, fornendo ulteriori e apprezzati suggerimenti. Li cito in ordine alfabetico: Debora Balestreri, Vittorio Basevi, Maria Enrica Bettinelli, Anna Boggia, Chiara Salvioli, Anna Maria Della Vedova, Giuseppina D'Ottavio, Marcella Falcieri, Teresa Farroni, Federico Mecacci, Jesse Olszynko-Gryn, Claudia Pancino, Annalisa Pini, Eleonora Porcu, Lorenzo Richiardi, Alessandro Rosina, Franca Rusconi e Bruno Scarpa. Se nel libro rimangono inesattezze o punti di vista non condivisi, naturalmente, la responsabilità è solo mia.

Note e indicazioni bibliografiche

Per documentarmi nella ricerca sono partita innanzitutto dai libri di colleghe, giornaliste che hanno affrontato in modo divulgativo temi legati alla scienza e alla storia della gravidanza. Un libro che ripercorre la storia della nascita e del parto dall'antichità fino oggi è *Birth. The Surprising History of How We Are Born*, di Tina Cassidy (Atlantic Monthly Press, 2006). Un percorso simile è raccontato da Randi Hutter Epstein in *Get Me Out. A History of Childbirth from the Garden of Eden to the Sperm Bank* (W. W. Norton & Company, 2010). In *I 9 mesi decisivi. La buona salute si costruisce in gravidanza* (Tecniche Nuove, 2012), Annie Murphy Paul fornisce al pubblico non esperto uno dei primi resoconti delle ricerche sull'origine fetale delle malattie, campo di ricerca da cui sempre più spesso arrivano risultati ampiamente riportati dai media. Infine, in *Expecting Better. Why the Conventional Pregnancy Wisdom is Wrong and What You Really Need to Know* (Orion Books, 2013), Emily Oster, docente universitaria di economia, passa in rassegna le prove scientifiche a sostegno delle varie raccomandazioni sullo stile di vita da condurre durante la gravidanza. I contenuti e l'approccio di questi libri mi sono stati utili varie volte per il mio. Quelle che seguono sono le altre principali fonti su cui mi sono basata, suddivise per capitolo e argomento.

Capitolo 1

Sull'orologio biologico

American Society for Reproductive Medicine (2012), *Age and Fertility, A Guide for Patients*, http://goo.gl/nwHVIm.

Colombo, Bernardo e Guido Masarotto (2000), *Daily Fecundability: First Results from a New Data Base*, in "Demographic Research", DOI: 10.4054/DemRes.2000.3.5.

Dunson, David B. *et al.* (2002), *Changes With Ages in the Level and Duration of Fertility in the Mestrual Cycle*, in "Human Reproduction", 17 (5), pp. 1399-1403.

Dunson, David B. *et al.* (2004), *Increased Infertility With Age in Men and Women*, in "Obstetrics and Gynecology", 103 (1), pp. 51-56.

Età femminile e declino della fertilità. Traduzione e sintesi del Parere del "Comitato di ginecologia del Collegio di ostetrici e ginecologi" americano, (2008), vol. 90, n. 3, http://goo.gl/bfoNZR.

Federation CECOS *et al.* (1982), *Female Fecundity as a Function of Age*, in "New England Journal of Medicine", 306 (7), pp. 404-6.

Gregory, Elizabeth (2010), *Hutterite Fertility Data and Modern Fertility Anxiety* e *Faux Fertility Facts*, dal blog "Domestic Product".

Leridon, Henri (2004), *Can Assisted Reproduction Technology Compensate for the Natural Decline in Fertility with Age? A Model Assessment*, in "Human Reproduction", 19, (7), pp. 1548-53.

McDonald, John W. *et al.* (2005), *Age and Fertility: Can We Wait Until the Early 30s?*, Southampton Statistical Sciences Research Institute Applications & Policy Working Paper A04/22.

Ministero della Salute (2013), *La fertilità è un bene comune. Prenditene cura*, http://goo.gl/eUXMwI.

Rosina, Alessandro (2007), *La percezione del rischio: i timori di una gravidanza dopo i 35 anni*, http://goo.gl/fOk2x6.

Rothman, Kenneth J. *et al.* (2013), *Volitional Determinants and Age-Related Decline in Fecundability: A General Population Prospective Cohort Study in Denmark*, in "Fertility and Sterility", 99 (7), pp. 1958-64.

Twenge, Jean (2013), *How Long Can You Wait to Have a Baby?*, http://goo.gl/Kixc5x.

Wilcox, Allen J. *et al.* (2000), *The Timing of the "Fertile Window" in the Menstrual Cycle: Day Specific Estimates from a Prospective Study*, in "British Medical Journal", 321, p. 1259.

Sui test di gravidanza, del passato e del futuro

Abrams, Lindsay (2012), *Prenatal Testing: Earlier and More Accurate than Ever*, in "The Atlantic", 11.

Belluck, Pam (2011), *Test Can Tell Fetal Sex at 7 Weeks, Study Says*, in "The New York Times", 10 agosto.

Inglis-Arkell, Esther (2012), *The Bizzarre History of Pregnancy Tests*, http://goo.gl/Ucl1to.

Jones, Nicola (2013), *Pregnancy Test Helped to Bring Frog-Killing Fungus to the US*, in "Nature News", 17 maggio.

Keller, Ianus (2013), *Pregnancy Test*, in "For Inspiration Only".

Office of NIH History, A *Thin Blue Line, The History of the Pregnancy Test Kit*, http://goo.gl/QR592l.

Olszynko-Gryn, Jesse (2013), *When Pregnancy Tests Were Toads: The Xenopus Test in the Early Nhs*, in "Wellcome History", 51, pp. 1-3.

Provenzano, Sabina (2013), *Sindrome Down, test prenatale in vendita: sperimentale e senza approvazione*, in "Il Fatto Quotidiano", 16 giugno.

Regalado, Antonio (2013), *Prenatal DNA Sequencing*, in "MIT Technology Review", 23 aprile.

Rochman, Bonnie (2012), *In Search of: the First Home Pregnancy Tests*, in "Time", 5 dicembre.

Schaffer, Amanda (2013), *Too Much Information*, in "MIT Tecnology Review", 17 dicembre.

Sulla nausea

Bering, Jesse (2012), *Can Oral Sex Cure Morning Sickness?*, http://goo.gl/4hjFsN.

Davis, Jennifer A. e Gordon G. Gallup (2006), *Preeclampsia and Other Pregnancy Complications as an Adaptive Response to Unfamiliar Semen*, in Steven M. Platek e Todd K. Shackelford, *Female Infidelity and Paternal Uncertainty Evolutionary Perspectives on Male Anti-cuckoldry Tactics*, Cambridge University Press, Cambridge.

Lacroix, Renée *et al.* (2000), *Nausea and Vomiting During Pregnancy: A Prospective Study of Its Frequency, Intensity, and Patterns of Change, American Journal of Obstetrics and Gynecology*, 182, pp. 931-937.

Profet, Margie (1992), *Pregnancy Sickness as Adaptation: A Deterrent to Maternal Ingestion of Teratogens*, in Jerome H. Barkow, Leda Cosmides e John Tooby, *The Adapted Mind: Evolutionary Psychology and the Generation of Culture*, Oxford University Press, Oxford, pp. 327-366.

Sherman, Paul W. e Samuel M. Flaxman (2001), *Protecting Ourselves from Food*, in "American Scientist", 89, pp. 142-151.

Capitolo 2

Sull'origine fetale delle malattie

Almond, Douglas e Janet Currie, *Killing Me Softly: The Fetal Origins Hypothesis*, in "Journal of Economic Perspectives", 25 (3), pp. 153-172

Barker, David J.P. e Clive Osmond (1986), *Infant Mortality, Childhood Nutrition, and Ischaemic Heart Disease in England and Wales*, in "Lancet", 10 maggio, pp. 1077-1081.

Barker, David J.P. *et al.* (1989), *Weight in Infancy and Death from Ischaemic Heart Disease*, in "Lancet", 9 Settembre, pp. 577-580.

Barker, David J.P. (1995), *Fetal Origins of Coronary Heart Disease*, in "BMJ", 311, pp. 171-174.

Chicos Final Report, www.chicosproject.eu.

Couzin-Frankel, Jennifer (2013), *How Does Fetal Environment Influence Later Health*, in "Science", 340, pp. 1160-1061.

de Lange, Catherine (2014), *Study of a Lifetime*, in "Mosaic", 10 giugno.

Hall, Stephen S. (2007), *Small and Thin: The Controversy over the Fetal Origins of Adult Health*, in "The New Yorker", 9 novembre, p. 52.

Harding, Jane E. (2001), *The Nutritional Basis of the Fetal Origins of Adult Disease*, in "International Journal of Epidemiology", 30, pp. 15-23.

Richardson, Sarah S. *et al.* (2014), *Don't Blame the Mothers*, in "Nature", 512, pp. 131-132.

www.progettoninfea.it

Sull'esercizio fisico

Clapp, James F. *et al.* (1999), *Neonatal Behavioral Profile of the Offspring of Women Who Continued to Exercise Regularly Throughout Pregnancy*, in "American Journal of Obstetrics and Gynecology", 180 (1), pp. 91-94.

LeMoyne, Elise E. (2012), *The Effects of Exercise During Pregnancy on the Newborn's Brain: Study Protocol for a Randomized Controlled Trial*, in "Trials".

Reynolds, Gretchen (2013), *Mother's Exercise May in Boost Baby's Brain*, in "The New York Times", 20 novembre.

Shrock, Pamela (2008), *Exercise and Physical Activity During Pregnancy, The Global Library of Women's Medicine*, DOI 10.3843/GLOWM. 10098.

Sulle infezioni in gravidanza

Almond, Douglas (2006), *Is the 1918 Influenza Pandemic Over? Long-term Effects of in Utero Influenza Exposure in the Post-1940 U.S. Population*, in "Journal of Political Economy", 114 (4), pp. 672-712.

McAuliffe, Kathleen (2012), *How Your Cat Is Making You Crazy*, in "The Atlantic", marzo.

Parboosing, Raveen *et al.* (2013), *Gestational Influenza and Bipolar Disorder in Adult Offspring*, in "Jama Psychiatry", DOI: 10.1001/jamapsychiatry.2013.896.

SaPeRiDoc, screening infettivologici, http://goo.gl/Cbyqmm.

Villar, José *et al.* (2014), *International Standards for Newborn Weight, Length, and Head Circumference by Gestational Age and Sex: The Newborn Cross-Sectional Study of the Intergrowth-21st Project*, in "Lancet", 384, (9946), pp. 857-868.

Capitolo 3

Su stili di vita e rischi in gravidanza

Armstrong, Elizabeth (2003), *Conceiving Risk, Bearing Responsability: Fetal Alcohol-Syndrome and the Diagnosis of Moral Disorders*, Johns Hopkins University Press, Baltimora.

"BJOG", *Danish Studies Suggest Low and Moderate Drinking in Early Pregnancy Has No Adverse Effects on Children Aged Five* (2012), in "BJOG", http://goo.gl/QST8Xx.

Cnattingius, Sven (2013), *Maternal Obesity and Risk of Preterm Delivery*, in "Jama", 309, 22, pp. 2362-2370.

EFSA (2014), *Scientific Opinion on Health Benefits of Seafood (Fish and Shellfish) Consumption in Relation to Health Risks Associated with Exposure to Methylmercury1*, in "EFSA Journal", 12, 7, 3761.

Frydman, René e Myriam Szejer (2010), *La Naissance. Histoire, culture et pratiques d'aujourd'hui*, Editions Albin Michel, Parigi.

Kesmodel, Ulrik *et al.* (2012), *The Effect of Different Alcohol Drinking Patterns in Early to Mid Pregnancy on the Child's Intelligence, Attention, and Executive Function*, in "BJOG", 119 (10), pp.1180-1190.

Koren, Gideon (2012), *The First Description of Fetal Alcohol Syndrome by French Pediatrician Paul Lemoine*, in "J Popul Ther Clin Pharmacol", 19 (2), e223.

Linder, Katarzyna *et al.* (2014), *Maternal Insulin Sensitivity Is Associated with Oral Glucose-Induced Changes in Fetal Brain Activity*, in "Diabetologia", 57 (6), pp. 1192-1198.

Ludwig, David S. (2013), *Pregnancy Weight Gain and Childhood Body Weight: A Within-Family Comparison*, in "Plos Medicine", 10, e1001521.

Lyerly, Anne D. *et al.* (2009), *Risk and the Pregnant Body*, in "Hastings Center Report 39", n. 6, pp. 34-42.

Ministero della Salute, *Linee guida gravidanza fisiologica*, http://goo.gl/F34V4d.

Samaan, M. Constantine *et al.* (2008), *Developmental Origins of Diabetes*, in "US Pediatrics", 4 (1), pp. 60-62.

Sridhar, Vajapeyam *et al.* (2014), *Maternal Gestational Weight Gain and Offspring Risk for Childhood Overweight or Obesity*, in "American Journal of Obstetrics and Gynecology".

Strain, Sean *et al.* (2015), *Prenatal Exposure to Methyl Mercury from Fish Consumption and Polyunsaturated Fatty Acids: Associations with Child Development at 20 Mo of Age in an Observational Study in the Republic of Seychelles*, in "The American Journal of Clinical Nutrition", http://goo.gl/mjBEAa.

www.epicentro.iss.it, *Acido folico*, http://goo.gl/EHFgVr.

www.saperidoc.it, *Acido folico*, http://goo.gl/Yuj4oe.

Capitolo 4

Sulla storia della visualizzazione del feto e le origini dell'ecografia

Anger, Natalie (1996), *Ultrasound and Fury: One Mother's Ordeal*, in "The New York Times", 26 novembre.

Campbell, Stuart (2013), *A Short History of Sonography in Obstetrics and Gynaecology*, in "Facts, Views & Visions in ObGyn", 5 (3), pp. 213-229.

Garavelli, Dani (2013), *How Clyde Shipyard Technology Created the Ultrasound*, in "The Scotsman", 11 maggio.

Julich, Solveig (2011), *Fetal Photography in the Age of Cool Media*, in Anders Ekström *et al.*, *History of Participatory Media Politics and Publics, 1750-2000*, Routledge, Oxon.

"LIFE", *Drama of Life Before Birth": Lennart Nilsson's Landmark 1965 Photo Essay*, http://goo.gl/JhlnTA.

Lupton, Deborah (2013), *The Social World of the Unborn*, Palgrave Pivot, Londra.

Mostra Visible Embryos, http://goo.gl/gSFB4O.

Mostra Books and Babies, http://goo.gl/uiogXG.

"PBS", *Behind The Lens: An Interview with Lennart Nilsson*, http://goo.gl/wKpGr9.

Tansey, Elizabeth e Daphne Christie (2000), *Looking at the Unborn Historical Aspects of Obstetric Ultrasound*, in "Wellcome Witnesses to Twentieth Century Medicine", vol. 5, Wellcome Trust, Londra.

Woo, Joseph (1998-2002), *A Short History of the Development of Ultrasound in Obstetrics and Gynecology*, http://goo.gl/uztBfp.

Sulle ricerche sul feto

Castiello, Umberto *et al.* (2010), *Wired to Be Social: The Ontogeny of Human Interaction*, "PlosOne", 5 (10) e13199

Della Vedova, Anna e Antonio Imbasciati (1998), *Alle origini della mente: la vita psichica fetale*, in "Giornale di neuropsichiatria dell'età evolutiva", 18 (3/4), pp. 155-168.

Einspieler, Christa *et al.* (2008), *Human Motor Behavior. Prenatal Origin And Early Postnatal Development, Journal of Psychology*, 216 (3), pp. 148-154.

Hepper, Peter (2005), *Unravelling Our Beginnings*, in "The Psychologist", 18 (8), pp. 474-477.

Rolnik *et al.* (2007), *Il feto che impara*, in "Mente&Cervello", 26 febbraio, pp. 62-69.

Saini, Angela (2013), *Newborn Babies May Be More Developed Than We Think*, in "The Observer", 8 dicembre.

Underwood, Emily (2014), *The Taste of Things to Come*, in "Science", 345 (6198), pp. 750-751.

Van de Carr, Manrique (1988), *Prenatal University: Commitment to Fetal-Family Bonding and the Strengthening of the Family Unit as an Educational Institution*, in "Pre- and Perinatal Psychology Journal", 3 (2), pp. 87-102.

Zoia, Stefania *et al.* (2007), *Evidence of Early Development of Action Planning in The Human Foetus: A Kinematic Study*, in "Exp Brain Res", 176, pp. 217-226.

Capitolo 5

Sullo stress materno

Angelini, Massimo e Manuela Trinci (a cura di) (2000), *Le voglie. L'immaginazione materna tra magia e scienza*, Meltemi, Roma.

Glover, Vivette *et al.* (2010), *Prenatal Stress and the Programming of the Hpa Axis*, in "Neuroscience and Biobehavioral Reviews", 35, pp. 17-22.

Glynn, Judith *et al.* (2001), *When Stress Happens Matters: Effects of Earthquake Timing on Stress Responsivity in Pregnancy*, in "American Journal of Obstetrics and Gynecology", 184, p. 4.

Hedegaard, Mariane *et al.* (1993), *Psychological Distress in Pregnancy and Preterm Delivery*, in "BMJ", 307(6898), pp. 234-241.

Khashan, Ali S. *et al.* (2008), *High Risk of Offspring Schizofrenia Following Antenatal Maternal Exposure to Severe Adverse Life Events*, in "Archives of general psychiatry", 65, p. 2.

Khashan, Ali S. *et al.* (2008), *Reduced Infant Birthweight Consequent Upon*

Maternal Exposures to Severe Life Events, in "Psychosomatic Medicine", 70, pp. 688-694.

Talge, Nicole *et al.* (2007), *Antenatal Maternal Stress and Long-Term Effects on Child Neuro-Development: How and Why?*, in "Journal of Child Psychology and Psychiatry", 48 (3/4), pp. 245-261.

Torche, Florencia (2011), *The Effect of Maternal Stress on Birth Outcomes: Exploiting A Natural Experiment*, in "Demography", 48, 4, pp. 1473-1491.

Yehuda, Rachel *et al.* (2005), *Transgenerational Effects of Posttraumatic Stress Disorder in Babies of Mothers Exposed to The World Trade Center Attacks During Pregnancy*, in "The Journal of Clinical Endocrinology and Metabolism", 90 (7), pp. 4115-4118.

Zahran, Sammy (2014), *Maternal Exposure to Hurricane Destruction and Fetal Mortality*, in "J Epidemiol Community Health", pp. 1-7.

Stress, depressione, temperamento

Della Vedova, Anna *et al.* (2008), *Sintomi d'ansia e depressione in gravidanza: rilevazione di un campione di gestanti italiane*, in "Psychofenia", 19, IX, pp. 109-140.

Della Vedova, Anna (2009), Emozioni e gravidanza: effetti dello stress materno sul benessere fetale, in *Sentire e pensare. Emozioni e apprendimento fra mente e cervello* (a cura di) Carlo Cristini e Alberto Ghilardi, Springer, Milano.

DiPietro, Janet (2004), *The Role of Prenatal Maternal Stress in Child Development*, in "Current directions in psychological science", pp. 1371-1374.

DiPietro, Janet (2008), *Prenatal Development*, in "Encyclopedia of Infant and Early Childhood Development", vol 2, pp. 604-614.

DiPietro, Janet (2010), *Psychological and Psychophysiological Considerations Regarding the Maternal-Fetal Relationship*, in "Infant and Child Development", 19, pp. 27-38.

DiPietro, Janet (2012), *Maternal Stress in Pregnancy: Considerations for Fetal Development*, in "Journal of Adolescent Health", 51.

Obel, Carsten *et al.* (2005), *Stress and Salivary Cortisol During Pregnancy*, in "Psychoneuroendocrinology", 30, pp. 647-656.

Capitolo 6

Sulle levatrici, le scuole per ostetriche, il cesareo

Caretti, Cristina (2003), *Strutture ospedaliere e donne povere: clinica ostetrica e ospizio di maternità a Bologna nell'Ottocento*, in *Politica e salute. Dalla polizia medica all'igiene* (a cura di) Claudia Pancino, CLUEB, Bologna.

Filippini, Nadia M. (1995), *La nascita straordinaria. Tra madre e figlio la rivoluzione del taglio cesareo (Secc. XVIII-XIX)*, Franco Angeli, Milano.

Pancino, Claudia (1984) *Il bambino e l'acqua sporca. Storia dell'assistenza al parto dalle mammane alle ostetriche (secoli XVI-XIX)*, Franco Angeli, Milano.

Porro, Alessandro (a cura di) (2004), *Note di storia dell'ostetricia*, GAM editrice, Brescia.

Ranisio, Gianfranca (1996), *Venire al mondo. Credenze, pratiche, rituali del parto*, Meltemi, Roma.

Shorter, Edward (1984), *Storia del corpo femminile*, Feltrinelli, Milano.

Weaver e Magill-Cuerden, *Too Posh To Push: The Rise and Rise of A Catchphrase*, in "Birth", 40:4, dicembre.

NIH, US National Library of Medicine, *Cesarean Section. A Brief History*, http://goo.gl/Ev2Y4F.

Storia della medicina: l'ostetricia, post del 20 marzo 2010, http://goo.gl/VK7MST; http://goo.gl/NWn8zo; http://goo.gl/Yv46ai.

Sistema nazionale per le linee guida, *Taglio cesareo: una scelta appropriata e consapevole*, http://goo.gl/MxgRcF.

Sull'invenzione del forcipe

Dunn, Peter M. (1999), *The Chamberlen Family (1560-1728) and Obstetric Forceps*, in "Arch Dis Child Fetal Neonatal Ed", 81, pp. 232-235.

Hibbard, Bryan (2006/2007), *Milestones in the Evolution of Obstetric Forceps*, http://goo.gl/alpwr3.

Ronald, L. (2011), *Young Obstetrical Forceps: History, Mistery and Morality*, in "Houston History of Medicine Lectures".

Capitolo 7

Sui vari modi di partorire oggi e i pionieri del parto naturale

Engelmann, George (1884), *Labor Among Primitives People*, J.H. Chambers & Co., Chicago.

Enkin, Murray, (1996), *Mezzo Secolo di Assistenza alla Maternità*, in "Evidence Based", http://goo.gl/mkDfsY; http://goo.gl/bv3HWK.

Hotelling, (2009), *From Psychoprophylactic to Orgasmic Birth*, in "The Journal of Perinatal Education", 18(4), pp. 45-48.

Michaels, Paula A. (2007), *Childbirth Pain Relief and the Soviet Origins of the Lamaze Method*, in "National Council for Eurasian and East European Research", ottobre.

Michaels, Paula A. (2010), *A Chapter from Lamaze History: Birth Narratives and Authoritative Knowledge in France, 1952-1957*, in "The Journal of Perinatal Education", 19(2), pp. 35-43.

Odent, Michel (1983), *Birth Under Water*, in "Lancet", 24/31, dicembre, pp. 1476-1477.

SaPeRiDoc, Centro di Documentazione sulla Salute Perinatale e Riproduttiva, *Assistenza al travaglio*, http://goo.gl/kM1reb.

www.nascereacasa.it.

Su dolore, analgesia, anatomia

Jones, Leanne *et al.* (2012), *Pain Management for Women in Labour: an Overview of Systematic Reviews*, in "Cochrane Database of Systematic Reviews", n 3, DOI: 10.1002/14651858.CD009234.pub2.

Lovejoy, Owen (1988), *Evolution of Human Walking*, in "Scientific American", novembre, pp. 118-125.

Rosenberg, Karev e Wenda Trevathan (2002), *Birth, Obstetrics and Human Evolution*, in "BJOG",109, 1199-1206.

Weaver, Timothy e Jean-Jacques Hublin (2009), *Neanderthal Birth Canal Shape and the Evolution of Human Childbirth*, in "PNAS", 106, pp. 8151-8156.

Wright, Amos J. (2009), *The Myth of "Baby Anaesthesia"*, in "Anaesthesiology", 111, p. 682.

http://thechirurgeonsapprentice.com (2014), *The Anaesthetized Queen & the Path to Painless Childbirth*, 15 agosto.

Capitolo 8

Sull'allattamento

Belfort, Mandy *et al.* (2013), *Infant Feeding and Childhood Cognition at Ages 3 and 7 Years: Effects of Breastfeeding Duration and Exclusivity*, in "Jama Pediatrics", 167, (9), pp. 836-834.

Colen, Cynthia G. e David M. Ramey (2014), *Is Breast Truly Best? Estimating the Effects of Breastfeeding on Long-term Child Health and Well-being in the United States Using Sibling Comparisons*, in "Social Science & Medicine", 109, pp. 55-65.

Christakis, Dimitri A. (2013), *Breastfeeding and Cognition Can IQ Tip the Scale?* In "Jama Pediatrics", 167(9), pp. 796-797.

Gura, Trisha (2014), *Nature's First Functional Food*, in "Science", 345, 6198, pp. 747-749.

Organizzazione Mondiale della Sanità, http://goo.gl/qgarlP.

Statistiche ISTAT (2014), *Gravidanza, parto e allattamento al* seno, http://goo.gl/YIJ0eX.

Su Virginia Apgar

Beck, Melinda (2009), *How's Your Baby? Recalling the Apgar Score's Namesake*, in "The Wall Street Journal", 26 maggio.

Calmes, Selma (1992), *Virginia Apgar, at the Forefront of Obstetric Anesthesia*, in "American Society of Anesthesiologists Newsletter", 56 (10), pp. 9-12.

Caton, Donald (2004), *The History of Obstetric Anesthesia*, in *Chestnut's Obstetrics Anesthesia: Principles and Practice* (a cura di) David H. Chestnut *et al.*, Mosby Elsevier, Maryland Heights.

Gawande, Atul (2006), *The Score. How Childbirth Went Industrial*, in "The New Yorker", ottobre.

Lussky, Richard C. (1999), *A Century of Neonatal Medicine*, in "Minnesota Medicine", dicembre, vol. 82.

Ministero della Salute, *Certificato di assistenza al parto (CeDAP) - Analisi dell'evento nascita 2010.*

Sui primi momenti

Delayed Clamping of the Umbilical Cord to Reduce Infant Anemia, http://goo.gl/W8d8Se.

http://www.europeristat.com (2013), *European Perinatal Health Report. The Health and Care of Pregnant Women and Babies in Europe in 2010*, maggio.

http://scienceofmom.com (2012), *Why Consider Delayed Cord Clamping?*, 11 ottobre.

Rabe, Heike *et al.* (2012), *Effect of Timing of Umbilical Cord Clamping and Other Strategies to Influence Placental Transfusion at Preterm Birth on Maternal and Infant Outcomes*, in "Cochrane Database of Systematic Reviews", 8, art. n.: CD003248. DOI: 10.1002/14651858.CD003248.pub3.

Vogl, Sonja *et al.* (2006), *Mode of Delivery is Associated with Maternal and Fetal Endocrine Stress Response*, in "BJOG", 113, 4, pp. 441-445.

Finito di stampare nel mese di aprile 2015
per conto di Codice edizioni srl, Torino
da Stamperia Artistica Nazionale, Trofarello, Torino